最高裁任命専門委員
東海大学名誉教授・医学博士
田島知郎

コロナでわかった！
〝日本医療〟は病《や》んでいる

医療崩壊の病根

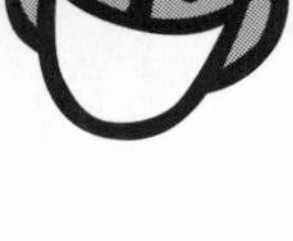

青萠堂

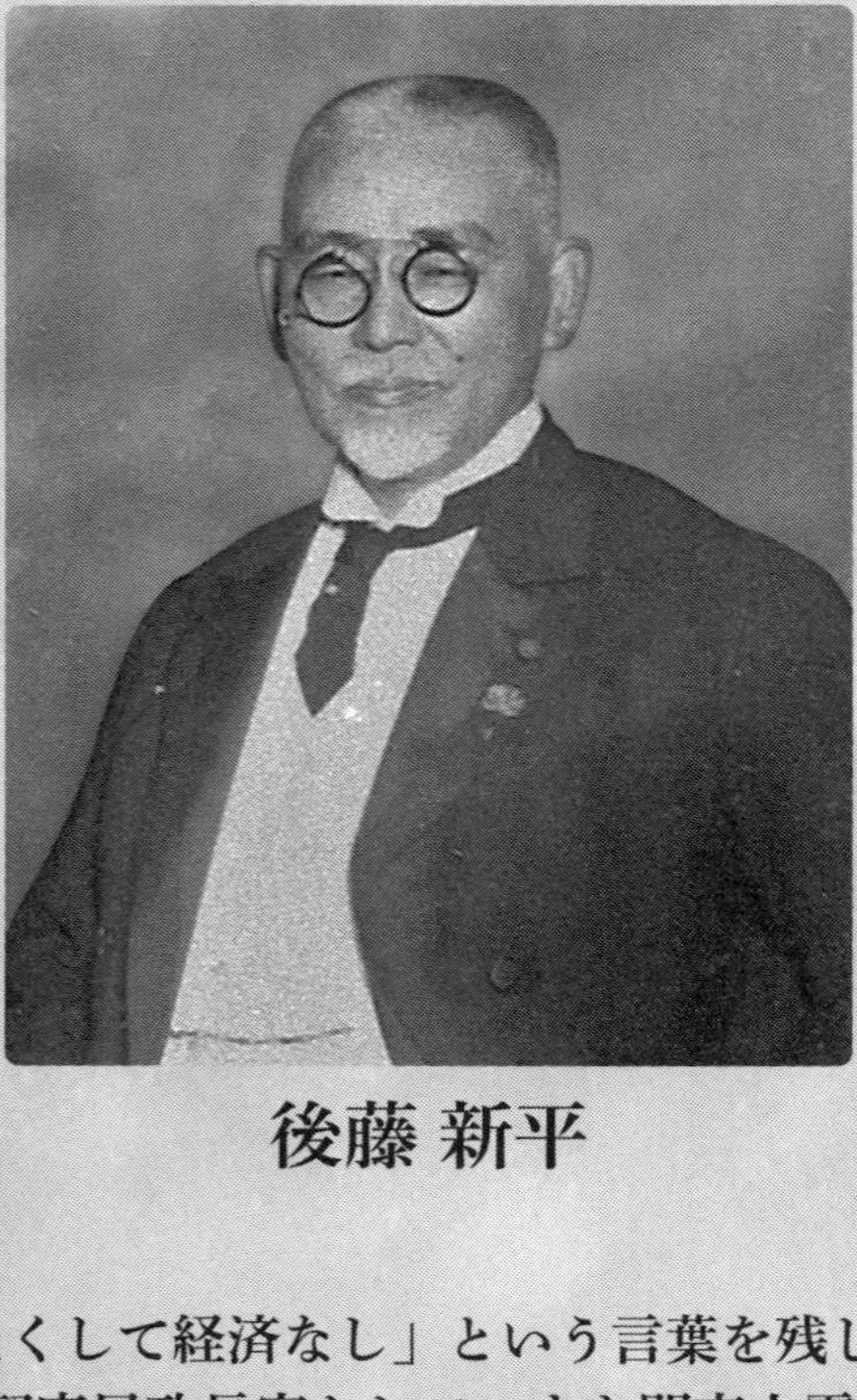

後藤 新平

「衛生なくして経済なし」という言葉を残し、
台湾総督府民政長官として、また関東大震災で
打撃を受けた東京の復興の立役者として活躍した。
コロナで台湾が奇跡的に感染者が出なかったのは
後藤新平の影響ではないかといわれている。

（詳しくは本文 35P 37P 参照）

はじめに
このコロナ禍で「日本医療」の驚くべき重大問題が見えた

この日本のコロナ禍でわかったことがあります。

コロナ禍に対して、何も策を講じていないのに、日本は大きく広がらなくて医療行政もほっとしたのもつかのま、いったん収まっていくかに見えましたが、今や第3波の凄まじい勢いです。

新型コロナウイルスの世界の累計感染者数は２０２１年1月28日現在、1億人を超え、累計死亡者数は２００万人を超えました。この累計感染者数は、人口６５００万人のフランスと３４００万人のカナダとをあわせた数字であり、累計死亡者数は１２７７万人の東京の人口の1／6に相当する数です。

ところで、もしも今、あなたがコロナにかかったかなと思ったら、どこへ行けば良いのでしょうか？すぐわかるでしょうか？

ちなみにネットでこの素朴な疑問を入れてみると、「はい、こちらです」という受け入れ先が見つかりません。行政がいうには、「まずは、発熱相談窓口にかけてみてください」と言うのですが、それをようやく見つけて連絡して、そこから始まるというわけです。厚労省のホームページを見て、すぐわかると思ったらコロナという見出しをずっと追っかけてみて、ようやくわかるのです。

パソコンに慣れない高齢者は大変です。

緊急に一発で出てくるようなコロナ１１０番のような連絡先を作って、すぐ出るようになぜ徹底しないのでしょうか？

特に医療崩壊が現実に迫っている状況では、一刻を争う連絡先がこれでは本当に心許ない状況です。

ここまでの国の対策を振り返って疑問点をみてみましょう。

各地方自治体が感染状況を判断する目安として、２０２０年8月に政府の諮問機関である新型コロナウイルス感染症分科会は新規感染者数、陽性率、病床の逼迫《ひっぱく》状況などを含む６つの指標を基準に4つのステージに分けて対応することを提言しました。

もっとも深刻なステージ４（爆発的感染拡大）に対する対応の中心となるのは「緊急事態宣言」の発出ですが、２０２０年12月中旬にステージ４の指標を超えてしまった自治体は7都道府県に及んでいたにもかかわらず、「緊急事態宣言」が発動されたのは年が明けた1月7日で、それも東京都市圏の4都道府県にとどまりました。

しかし、緊急事態宣言はこの４都道府県では収まるはずもなく、1月13日には大阪、名古屋などの大都市圏の7府県が追加されました。

なぜ、このように行政の対応は小出しになり、後手続きになるのでしょうか。一つの明白な理由は「緊急事態宣言」の実効性を行政サイドがあまり信じていないということでしょう。

二つ目のもっと大きな理由は、日本の医療行政が今回のコロナ禍のようなパンデミックを軽視し、

新型コロナウイルス感染者数と死亡者数
世界と最多感染者数上位５カ国

世界：国別	累計感染者数	累計死亡者数
全世界	1億14万人	214万人
アメリカ合衆国	2000万人	43万人
インド	1066万人	15万3千人
ブラジル	885万人	21万8千人
ロシア	373万人	7万人
フランス	300万人	7万4千人

2021年1月22〜26日ジョンズホプキンス大、Worldmeter,AFPなどより作成

感染症対策を怠り続けてきたという歴史的な事実です。

政府はずっと見て見ぬふりをするだけでなく、国民の目からその事実を避けさせようとさえしてきました。日本の医療は、〝見て見ぬふりの先送り〟ばかりがまかり通ってきた世界なのです。

政府は２０２０年夏、コロナウイルスが不気味な拡がりを続けている最中にＧｏＴｏトラベル、ＧｏＴｏイートなどの経済刺激策を矢継ぎ早に発表し、推進しようとしました。

まさに真逆の行為といえるでしょう。

10月以降の第三波の拡大とともに、目論見はもろくも崩れました。この対応の仕方の裏に日本の医療行政の心が読めてきます。

それは、人命より経済優先という人間の尊厳を軽んじる姿勢です。まさにお金がかかって利が薄い、パンデミックへの準備をないがしろにしてきた事実と重なり合います。

コロナ禍の緊急非常事態が迫ってくればくるほど医療のおかしいと思うことが他にも出てきます。

単純なことで分かりやすく言いましょう。

ＰＣＲ検査の疑問です。

ＰＣＲ検査の費用を国が負担軽減して、大規模に安く検査が出来るようになぜ早くしないのでしょうか？

コロナを食い止めるためには、まず検査ありきで、陽性者をあぶり出すことだと思います。

また、コロナ病床の逼迫《ひっぱく》のおかしいところは、世界に誇れるくらい病院・病床があるのにコロナに機能しない病院の仕組みになっている事実があります。

詳しいことはここでは言いません。

本書を読めば、すべて「なるほどそうだったのか」とわかるはずです。

国と都が、コロナ対策としてわれわれにしてくれたのは、「こんなにコロナウイルスに感染した人が出ました」という報告と、「緊急事態宣言」をして、「自粛」と「三密を避ける」、「マスクをして手洗い、うがいをする」だけではないでしょうか。

実は「夜の街」や「不要不急の外出を避ける」というメッセージは、１００年前のスペイン風邪の時と同じものなのです。こういう対応は何かヘンだと思いませんか？

これはいま始まったことではありません。たとえば、いままでの日本の医療での問題点を挙げてみると、過剰な診療行為によって起こった合併症、副作用などにも「わかってはいるけど、容認されてきた」という事実があります。

その結果は、問題がどんどん膨れ上がるまで野放しにされ、人命にかかわる非常事態になって、あわてることの繰り返しです。コロナ禍の場合も、まさに同じ轍を踏み、残念なことにその犠牲者は多数出たのではないでしょうか。

たとえば、

◇なぜ岡江久美子さんはコロナ禍から助からなかったのでしょうか?……

◇PCR検査を迅速にやらなかった疑惑による、都市部の蔓延……

◇つい最近は救急病院の病床逼迫《ひっぱく》でコロナ患者のたらい回しが続出……

これは、いままでにもあった妊婦たらい回し事件の時と同じです。

そして、

◇医療的打つ手を何も打ってないように見える日本医療行政の不思議……

そして、

◇人命尊重の担当相でなく、経済再生担当大臣が先に出てくる、人命二の次の不思議……

今回のコロナ禍をみていると、まさに医療行政が、何を重視して行っているのかが見えてきます。

人命よりもしかしたらお金優先、収益事業優先ではないかと疑ってかかりたくなるような顔が見えてくるのです。このコロナ禍で分かったのは世界に類を見ないこの国だけの医療構造が出来上がってしまったということです。

医療構造等と言っても難しいことを言いたいのではありません。

それよりもこのままでいけば日本人は命を救ってもらえない医療の中にいるということに気がついてほしいのです。

日頃、日本の医療は世界一進歩した素晴らしい医療だとよく言われるのですが、本当に世界一なのでしょうか。

今度のコロナ禍で皆さんは気づきませんか。我々が感染情報を聞くたびに不安になっていることは、まさしく、日本特有の医療構造がもたらしていると言っても過言ではありません。

はっきり言いましょう、医療行政は何も我々にしてくれていないということを。

また、世界に類を見ない医療対応と世界から言われていますが、よく見ていくと、一番気がつくのはＰＣＲ検査をできるだけしないようにしていたことです。何か理由があるのでしょうか。

一般の検査は安くなってきたけれども信頼性において疑問も残るところがあります。これは世界とは全く違う対応なのです。世界はＰＣＲ検査を積極的にしています。

日本ならではの病院の状況をご存知ですか？

病床数が逼迫《ひっぱく》してもう患者が来ても満床で断るような状態だといいます。

こうなることはわかっていたのに何も手を打っていません。これに対し、国は手を打つどころか感染病床が少ないから重症にならないようにと言うだけではないでしょうか？

厚労省も有識者会議も内閣官房の発言もそれぞれの立場ではもっともなのかもしれません。チグハグに見えて仕方がありません。本当は厚労省も知っていて、チグハグにしていたのではとみる向きもあります。厚労省↓有識者会議（分科会）↓内閣府、それぞれの立場で自分目線で論議がまとまらないのか、全体にはチグハグに見えるのです。

まだまだあげれば数え切れないくらいおかしなことがいっぱいあります。

そうなのです、日本の医療はおかしいのです。一刻も早く海外の人命優先レベルの医療の体制にしてくれないと我々の命が救われないと思います。

そしてここへ来てついにその正体がわかったのです。

それを本書は一つ一つ検証して明らかにしたいと思います。

端的にいうと、医業の収益化によってエスカレートした過剰診療、それを良い医療と勘違いしている国民、世界一の医療と思っているメディア……。

医療は見かけだけ立派なら多少の不備はあっても、わざわざ手直しをしなくても良いと医療行政側が判断して、問題先送りを繰り返してきた、と理解すると分かり易いようです。問題が起こり得ることに知らないふりをし、過剰診療と医療不備とを容認してきたのが医療施政の実態ではないでしょうか。くりかえしますが、
◇なぜ岡江久美子さんはＰＣＲを受けられずにコロナ禍で命を失ったのでしょう。
◇なぜ力士、勝武士幹士さんは、医療機関に溢れる東京で、たらい回しの犠牲にならなくてはならなかったのでしょう。
このお二人もまさに犠牲者なのに、なぜ岡江さんと勝武士幹士さんについて、知らず知らずのうちに、国民がコロナ禍での特別な問題として納得させられてしまうのでしょうか。誰かの陰謀があるかのようではありませんか。

さらにコロナ禍を巡る論議に感じられるチグハグさは、なぜ起こっているのでしょう。国も病院もかばい合っているのでしょうか。チグハグな医療体制のおかしなところが見えてくるのはなぜでしょう。大きい問題だけでなく、それは氷山の一角で、疑問はいくつも上がってきます。たとえば、

◇東京都にある約1万5千ある医療機関の中で1・5％だけしか急患を受けつける施設がないのはなぜでしょう。

◇重病人を搬送する救急車は遠方ではなく目の前の病院で救急処置を受ける方が救命率は高くなるのになぜ素通りするのでしょう。

◇外科の看板を掲げた開業医が、大手術が必要な患者を病院に紹介して済ませるのは何かがおかしくないでしょうか。

◇隣同士の病院で助け合えるところは協力し合えばいいのに互いに連携がないのは、なぜでしょう。

◇医学部は入試の最難関であるのに、親が医者の家系が優先されてみえるのはなぜでしょうか。医業の世襲制プラスアルファかなにかあるのでしょうか。

こうしてわが国の医療を巡る不合理さに関するチグハグさを列挙し始めますと、枚挙に暇がありません。背景として疑われるのは、

◇日本の医療・医業の仕組みが不合理ではないか。

◇日本の医療が収益事業化しているのではないか。

◇医療・介護の地域での標準化と連携に問題があるのではないか。
◇医療施政の最優先の目標が現行の医療・医業の仕組みの固執ではないか。
◇施設を取り巻く関係者の皆もそれを当然視しているのではないか。
などなど医療の根源問題を示唆する疑問点が浮き彫りにされてきます。

そこで日本の医療のどこがおかしいのか、見過ごせない寒くなる実態をすべて本書で明らかにます。犠牲者が出ても根源問題を回避し先送りする日本の医療施政、それに追従するコマーシャリズムメディアを含めた関係者の姿勢をしっかり見極め、日本の医療の危ない全貌を知って欲しいのです。

たとえば、

「救急医療は普段の医療とは別物で、救急医師の仕事」とする認識の誤解が国中に定着し、臨床力が狭いといわれるわが国の救急対応力を弱めてきたのが日本の医療ではないでしょうか。
◇医療的打つ手を何も打ってないように見える日本医療行政の不思議……
についても言及します。

ドイツでは、全国の飲食店などを原則、営業禁止とする措置がとられていますが、1日あたりの新たな感染者数は2万人前後と高い水準で推移していて、感染症・死者数とも増加が続いています。

メルケル首相は２０２０年12月初め、連邦議会で演説を行い「クリスマスまでまだ2週間ある。再び感染が急拡大しないようにできることをすべてしなければならない」と人との接触を極力減らすよう呼びかけました。そのうえで、人々が屋外で一緒にホットワインを飲むというクリスマスの時期ならではの習慣に理解を示しつつも「心から申し訳ないが、その代償として、1日に590人の方が亡くなるようなことは受け入れられない」と強い口調で述べて危機感を示しました。

今回のコロナ禍を見てみると、まさに日本の医療行政が、お金優先、収益事業優先の後押しをしている姿が浮上してきます。

油断できないコロナ禍の現状ですが、医療逼迫《ひっぱく》がいつでも起こり得る状況を見て見ぬふりをして、「未必《みひつ》の故意《こい》」を繰り返してきた日本の医療施政の真の姿に今こそ気づくべきです。

このまま黙っていれば、私たちの明日も危うすぎるのです。私は日本の医療・医業の在り方に以前から疑問を持っていましたが、日本ならではの歪みが、より鮮明になって見えてきました。

過去に米国の医療をつぶさに見る機会を得た私は、日本にもどって大きな違いを感じました。

この違いを見極めますと、日本の医療が真のナンバーワンになるヒントが得られます。これまで誰も提案しなかった、いわば利益を命より優先しない本当の改革案にもつながることになるでしょう。

テレビの人気キャラクターのドクターXでも現実に待望したいところですが、素晴らしい医療の新図式を創造できるのが日本という国家だと思います。

「いのち」を第一に考える、長寿大国の世界の先駆けとして、健康大国の名を担う責務を似合うのが日本です。

本当の医療ナンバーワンの国へ邁進しましょう。

もう残念な犠牲者はこれ以上、出さないこと、医療劣化の負の連鎖の全体像を見きわめ、正しい医療の道を目指すことこそ、日本国民皆にとって喫緊の課題です。

田島 知郎

目次　このコロナ禍でわかった！〝日本医療〟は病《や》んでいる

目　次

目 次

カバーデザイン　U・G・サトー
本文デザイン　青鹿　麻里

序 コロナ禍でわかった日本の脆弱な医療の危うさ

コロナ禍でわかった命を最優先しない日本の危ない医療

新型コロナウイルス感染のパンデミックに歯止めがかからず、人類史上最大のパンデミック、スペイン風邪と同様、致死率が高くなる第3波の様相を呈してきました。

2021年、年明け早々、政府の新型コロナウイルス感染症対策分科会は「首都圏では、すでにステージ4（爆発的感染段階）に達している」との見解を述べ、8日、政府は東京を含む4都道府県で緊急事態宣言を再び発出。大阪、名古屋なども大都市圏もこれに追随する構えにあり、あちこちで「医療崩壊」が発生しているとの報告も耳にするようになっています。

2021年1月16日現在、世界の累計死亡者数は200万人を超え、累計感染者数は、約9400万人にも上り、この数は人口6500万人のフランスと3400万人のカナダの両国の国民全部を合わせた数であり、間もなく感染者数は1億人を超えそうです。

世界中に大混乱が起こっていますが、実はわが国の場合には、日本ならではの大きな問題があることが分かってきたのです。日本の累計感染者数は、2021年1月16日現在、30万4千人と欧米と比べれば遥かに少ないのに、なぜか医療崩壊が始まりました。欧米諸国でも最近は医療崩壊問題が話題になってはいますが、わが国での累計感染者数は、たとえば米国の約80分の1、英国の10分の1弱の数なのですから、感染者数が英米よりも遥かに少ない段階で医療崩壊状態が始まって自宅待機の間に亡くなる例が何人も出てきていますし、一日の死亡者が2021年1月20日にはついに100人を超えました。日本ならではの問題があることを疑わなくてはなりません。

実はメディアも日本の医療崩壊の原因には医療資源（病床数や医療スタッフ）の不効率な配分にあることに気づき始めていますが（2020年12月9日付日経）、そぜそうなってしまうかの根源問題に踏み込むことは避けています。

国民一般は、感染が西欧諸国並みにはならないように祈りつつ、徹しているのが厚労省側の現場担当者による気づきが原点とされる「No!! 3密」です。WHOがこれをベースに2020年7月に「3C」を推奨し、その有効性の認識が世界中に広がったことは国民として誇りに思いたいところですが、先ほど指摘したように、実は「No!! 3密」には、雛型があったのです。

約1世紀前のスペイン風邪流行の際に出された、内務省衛生局が国民に求めた、「密居を避け、マスクの使用を可とし、口腔鼻咽腔の洗滌」で、しっかり比較すれば、中身は大同小異ではないでしょうか。

新型コロナウイルス感染症（COVID-19）に対する初動が遅れたことには医療行政側に楽観的な見方があったようにも感じられましたが、その後も後手後手になったことから、医療行政側に足並みの乱れがあったのではないでしょうか。医療行政側には、医療論議を深めたくない複雑な事情もあるのではないかと疑いたくなります。

医療行政側が、この1世紀前の雛型を紹介せずに、「No!! 3密」だけを繰り返したことに違和感を覚えた方がおられたはずです。国民が納得するコロナ対策を出せなかった代わりに、声高に「No!! 3密」を叫ぶことでオリジナルと思い込ませようとする魂胆さえ感じさせたからです。特筆すべきこの衛生対策は「後藤新平」という関東大震災から東京を復興させた、医師であり政治家でもあった「衛生なくして経済なし」の教えを広めた後藤のやり方です。

この疑惑は、コロナ禍での台湾のデータを日本のそれと比較すれば一目瞭然です。人口が2357万人の台湾での12月12日のデータで累計感染者数は725人で、死亡者は7人だけで、上記の日本のそれと比較すれば大違いであることが明白です。いずれにしましても世界中が大局的な見方や歴史に学ばない風潮に覆われている中で、その度合いが目立つのが日本で、特に日本の医療行政の混乱ぶりには暗澹たる気持ちにさせられます。

台湾に在任中に後藤新平が植えつけたといわれる「衛生なくして経済なし」の教えを守って世界最良の成績を残しているのです。「衛生なくして経済なし」の教えを台湾に残した後藤新平の功績を知っている者が厚労省に誰もいないはずはありませんから、歴史を封じ込めたい誰かがリードして関係者を仲間にしたのかも知れません。

さらにメディアもそこに仲間入りさせられている疑いも出てきます。「令和日本に後藤新平は居なかった」と指摘したように、医療行政側には医療論議・論考を深めたくない絶対的な目標でもあるの?と勘ぐりたくなるところです。

そのために海外の医療・医業の仕組み、あるいは医療の実態を参照しない・させない考え方に医療行政側が固執し、国中をそこに誘導しようとしている疑念さえ濃厚になります。

PCR検査はなぜいつまでたっても増えなかったのでしょう?

コロナ禍対策の中で、わが国の場合、国民が最も不信・不満を覚えたのは、PCR検査がいつになっても増えなかったことです。しかもその窓口が保健所や相談センターで、電話を100回かけてもつながらなかった例さえあったようです。

諸外国で増えているのに、日本だけがPCR検査の数を増やさず、PCR検査に関しては後進国になってしまったのは、なぜだったのでしょう。かつて全国にが847あった保健所が、2020年には469とほぼ半減していたのに、保険所と相談センターに窓口役を押しつけた医療行政側の意図はどこにあったかとも思います。

岡江久美子さんが検査を受けられずに犠牲者になったのは窓口が狭き門?だったからですし、医療機関で溢れる東京で、たらい回しの犠牲者になった力士の勝武士さんは、２００８年の妊婦たらい回し（救急車の急患を病院が門前払いをして間に合わず死亡した事件）の再現でいま始まったことではないのです。これまで未経験の新コロナ禍で仕方がなかったと済まされる問題でしょうか。

このコロナ禍で次々と日本医療の「命を救ってくれない見せかけ医療」の実像が見えてくるのです。日本医療全体に問題があるのかも知れないと疑って見てみると次々と疑われる事例が出てきます。たとえば救急車が大病院の前を素通りする例が大都会では頻繁に見られます。命に関わる重篤な患者の搬送であれば、その目の前の病院で救命処置を受ける方が助かる率が高いのではないでしょうか。救急患者を受けないことに裏に系列が異なるなどの理由があるとすれば、地域医療と連携の問題が大きいのではないでしょうか。

総合診療医の資格のない開業医の看板にある専門科名が多過ぎるのはなぜでしょう。開業医による紹介先の病院が遠方過ぎることがあり、一方でごく普通の病気で遠方の医院・病院に通院している患者が多過ぎるのも不思議です。

また一人前の腕の良い外科系専門医に育成された医師が、その専門科の看板を出して開業しても、大きな手術が必要な患者は病院に紹介して済ませる状況をどう受け止めれば良いのでしょう。

病気とケガは８割は放っておけば自然に良くなるということをほとんどの方は経験、理解しています。病院に行かずとも自然に良くなる患者を朝から一日中、お守をして、すご腕をお蔵入りさせる形は医療キャパシティの大きなロスではないでしょうか。

隣同士の病院の間で緊密な連携がなく、手術法・診療方法が異なるなどの現状は、地域での医療の標準化、あるいは介護も含めた完結化がますます不可欠になる超高齢社会ではどうなるでしょう。また中小病院での診療の途中で、例えば出血がコントロール不能になるなど、手に負えなくなって大病院に再搬送されて結果が悪かった例などが多過ぎませんか。このように不思議に思うことが多過ぎるのが日本医療の現状です。

人命尊重の医療がいつからゼニ勘定の医療に変わったのでしょう?

数年前の在宅医療の先達 佐藤智氏によるコメント「医療が収益事業になった国は他にない」は、端的には国民皆保険制度の下の医療で収支勘定が優先され、不採算になり易い部分が切り捨てられ、これらの状況をコントロール出来なくなった結果ではないでしょうか。

20～30年前に始まった医師・看護師・医療者側・医療機関側による、低姿勢での「患者さま呼び」が昨今は多くの医療施設で実践されていますが、何を意味しているのでしょう。

今でも、患者を「患者さま」と呼ぶ医療機関は数多くありますが、患者が収益をもたらす客?扱いすることが医療費を抑制したい国の思惑と合致したのでしょう。

メディアもそれに同調し、医療に関して正道を監視する役割を放棄してしまったかのようです。

つい最近も、池上彰氏の政治番組の民放テレビで「日本の病院の数は世界一、CT/MRIなどの機器保有数も世界一」と紹介したことがあります。池上氏はこれをもって日本の医療水準を世界一と言ったわけではなかったようですが、「世界一」が独り歩きして、視聴者の多くは質的にも世界一と信じ込んでしまったようです。医療で量が質を担保するとすれば、世界一の数を誇る（？）日本の精神科病床をもって、日本の精神科医療水準は世界一と言わなければならないはずですが、病床数世界一に至る経緯、そしてその現状ははたしてそう言えるのでしょうか。

日本では、国民の医療ニーズへの対応が明治維新以来、主に民間に任されて収益事業化の芽が内包され、1961（昭36）年に完成した国民健康保険法による国民皆保険制度が導入され、いつでもどこでも安心な医療費で受診が可能になったことなどが医療の方向性を運命つけました。

一方で医師の勤務医と開業医とに区分され、中小病院が乱立し、病院がオープンシステムで運営されない形が固定化してきました。

そうした仕組みの中で、2018年には医療費総額が42兆6000億円となり、2年連続で過去最高になり、さらに2019年度は過去最高額の43兆6000億円になったのです。日本の医療費の総額が、医療消費の多い高齢者が増える超高齢社会に向かって医療費増は当然ですが、国の税収総額を超えている疑いさえ出されている現在、国民皆保険制度が破綻し国家の財政破綻にも、つながりかねません。

実はこの医療費額、本当の総額になっていない可能性があります。たとえば自由診療に据え置かれている正常なお産の費用、交通事故や労災での医療費などなど、どうカウントインされているのでしょう。少子化対策が喫緊の課題になっている現在、お産を自由診療に据え置いている裏理由として囁かれる「医療費増を目立たなくさせるためにカウント外にしている」とする説に対して、読者の皆様はどうお考えでしょう。

わが国が官僚主権国家であり、多くの医療関係者までも世界一と信じ、国民がほぼ満足している医療に関しては、大きく変える発想が出されるか、多くの問題ありと気付いた者が一部にいたとしても、「大改革の諦め」ムードとわが国ならではの同調圧力に圧倒され、根源問題の在り処を見失わさせる施政に徹してきた厚生官僚は理想像を自らも見失っているのかも知れません。

さらに医学部最難関である日本で、多くの私的医療機関が成功させる医業の世襲制の問題です。東京医大の裏口入学問題で社会問題化し、希望格差問題を象徴した事件でしたが、メディアがリードして男女の差別問題にすり替え、誰も異を唱えません。医師国家試験の合格率が何度も受験している者を含めて毎年ほぼ90％に調整されている事実との関係で見るとどうでしょう。

医療者までも日本の仕組みは、世界中の国々と違っているはずがないと信じ込み、仕組みを見直しする意見が消え言論統制状態に陥っているのでしょうか。

世界一病に取りつかれている見せかけの哀しい日本医療

市民主権でなく、耳に聞こえの好い政策が錦の御旗です。すなわち官僚主権主義のこの国では、医療者までが国民皆保険制度に支えられた「世界一の医療」と信じたまま、病院好き、検査好き、クスリ好きに躾けられた国民を相手に、「患者さま呼び」する過剰診療がよしとされています。

実は尊重しているのは形ばかりで、本当の姿勢ではありません。

なにしろわが国の医療費総額は、国の税収総額を超えていることさえ疑われるのです。関係者がグルになっているようなテレビのフィクションのようでもあります。私はここでもう一歩そこまで踏み込むことで、その問題点を共有できれば、今、世界一（？）と信じている医療を、正真正銘のナンバーワンになるヒントが得られると思います。

「医療が収益事業になった国は他にない」とした在宅医療の先達 佐藤智氏の明言からすれば、国民の医療ニーズに則った体制になっていないことは明らかです。医療施政によるコントロールがわが国では不適切なまま、今に至っているという言葉を信じたくなるのも無理からぬところです。

過剰診療がエスカレートし続け、必要最小限の診療で良くなる患者の人権侵害がその分、エスカレートし、医師が、病院生き残り競争の激化を背景に、自院の生き残りを最優先し、過剰診療に追い込まれているという図式とも符合します。一方で人員・診療機器を待機させておく救急医療が手薄になることも当然で、機能不全の中小病院の乱立状態を背景に、新型コロナ禍でのたらい回しも含めて、患者受け入れ拒否の問題などのベースにもなっていることも容易に理解されましょう。

また地域の医療現場を眺めて気づくのは、学閥や経営団体別などによる系列区分があることです。

このために地域での医療連携が不足勝ちで、こうした情況は地域医療の標準化、あるいは超高齢社会の中で目指したい医療・介護の地域での完結化にとっても不都合な障壁となっています。

少数意見や異論を唱える人に対して、暗黙の内に周囲と同じような行動を強制することを「同調圧力」と定義した日本人の行動原理に関心を持つ演出家の鴻上尚史氏が定義した「同調圧力」が、コロナ禍で顕在化したと唱えていますが、その通りでしょう。

日本医療の「病《やまい》」はここにある

日本の医療を考える際には、わが国が官僚主権主義の国家であること、国民の医療ニーズへの対応が明治維新以来、主に民間に任されたこと、1961（昭36）年には国民健康保険法が完成し、国民皆保険制度が導入され、いつでもどこでも納得のゆく医療費で受診が可能になったことなどが医療の方向性を運命つけたベースを認識することで、いまの医療の歪んだ現況がかなり想像つくのではないでしょうか。

主に民間に任された医療が、経済一辺倒の社会でどうなったでしょう。

官僚主権国家の日本で、医師も含めて国中が「医療は世界一」と信じているのはなぜでしょう。すべては一つ一つ疑問をピックアップして究明していくことで、日本の間違った医療の全貌が見えてきます。少し遡ってみてみましょう。

昨今のコロナ禍を巡って交わされる論議には、問題の本源や本質への踏み込みを意図的に避けている様子が見て取れます。わが国が医療に関して、まるで言論統制国家に追い遣られている疑いさえ浮上します。

戦後、日本経済の高度成長期、明治期からそう運命づけられていたように日本の医療も「収益事業化」への途を辿りました。この時期の日本の医療を語る上で、１９５９（昭34）年からの4半世紀、25年間も日本医師会の会長の職にあった武見太郎氏を欠かすことはできません。

当時、日本医師会は医師の利益を守る圧力団体のように思われ、そうしたイメージに武見氏のイメージも重なって見えましたが、氏の理想とする方向は医師会が主体となって、日本の各地に検査センターと医師会病院を設立して地域医療のネットワークを構築することにあり、「収益化」を排除していこうとしたようにみえました。日本の病院数を肥大化させた大きな原因の一つに精神病院の乱立がありますが、武見氏はこれら私立精神病院での患者の受け入れ方を「牧畜業者のようだ」と指弾したというエピソードでもわかるように、実像は医療に対して厳しい倫理観、使命感をもった人物です。世間のイメージは真逆に受け止められているようですが、医療の歪みを糺そうと取り組み、医療の収益事業化を推し進めるものではありませんでした。

氏の理想は医療行政側の頑なな保守的姿勢や、教授を頂点とする「白い巨塔」の旧態依然の医局制度、自営業の開業医の意識などに阻まれ、さらにはこれらを受け入れがちな国民の意識などに阻まれ、高度成長期が終焉したことや、その後に続くバブル経済など時代の波に洗われて武見氏の理想は実現することなく、日本の医療の根本的な問題はますますその根を深くかつ広く伸ばしていったように見受けられます。戦後の日本医療に関して、1959（昭34）年からの4半世紀、25年間、日本医師会の会長であった武見太郎氏を抜きにして物語れません。日本の医療を収益事業化させた張本人であったかのように判断され勝ちですが、大間違いです。

皆保険制度での出来高払い方式を「診療行為ごとの値段を合計する物品販売のようだ」と揶揄し、「医療資源の食い潰しになる」と予言し、私立精神病院を「牧畜業者」と指弾し、一方で医師会立の検査センターと医師会病院が各地の地域医療ネットワークを構築する理想像を描いていました。

メジャーな人種差別の歴史がなかった日本ですが、実は人権侵害の重い歴史を背負ってきたのです。この日本が経済一辺倒の価値観に覆われ、医療までがそれに翻弄され、精神科医療では病床数が世界一多くなり、尊厳を相互に認識し合う人間関係が欠落し、その医療の歪みが看護の先で介護・養護を超えて社会全体に問題が連鎖しているようで、社会では異様なほど〝いじめ・虐待事故〟が増え、さらに京都アニメーション放火殺人事件、座間殺害事件、さらには「結愛・心愛・璃愛来の3愛ちゃん事件」などの繰り返しです。

医療では尊厳の相互認識医療の必要性に気づき、日本社会を復活させ、「尊厳の相互認識」の大切さに基づく医療の実践によって、超高齢社会の理想のあり方を世界に示す役割のあるのが日本です。

米国では元奴隷で105歳であった黒人の手術も担当したことなどもあります。そうした経験を通じて、私は日米で外科医として医療の現場に携わってきました。私の身内には医師が多くいます。私自身、日米両国の違いを比較的フェアに評価することができると思っています。どこの国でも人間には誰しも差別心があり、これはいつになっても消せないものなのでしょう。近代免疫学の父と呼ばれるジェンナーでさえ、最初に種痘を試したのは、自分の子ではなく、使用人の息子であったのです。

また原爆による死者の数は、アメリカは11万7000人、日本は50万人近くと発表しています。何故アメリカが原爆を落とすことで戦争を終わらせる選択をしたのか、相手が白人国家であれば。「ホロコースト」の約1／10の犠牲者を出す行動には出なかったのではないでしょうか。

2018年に私はインフルエンザと肺炎球菌により肺炎を併発し、重篤な状態に陥りました。九死に一生を得ることができたのは開業医と勤務医との共同作業による治療の賜物でした。この経験からも、私は仕組みを変えさえすれば、日本の医療はいかようにも改善できると確信しています。「収益を上げる医療」から「人の命を救う医療」に立ち返ることが我々の使命です。それは同時に、コロナ禍から日本を守る医療を築くことになるからです。

第1章
コロナ禍対応で見えた〝日本病〟の末期症状
―後藤新平よ甦れ―

「医療の逼迫《ひっぱく》と対策の混迷」の真犯人は誰？

国中が、専門家会議が3月9日に呼び掛けた「Ｎｏ!! ３密」に熱心に従うようになったのは、西浦博教授による「新型コロナウイルスに約85万人が感染し、約40万人が亡くなることになるが、人と人との接触を8割減らせば新型コロナウイルスの流行を収束させることができる」とした衝撃的な推計結果が出されたことがきっかけになったのではと思います。

新型コロナのクラスター（感染集団）を調べていた厚労省のメンバーが感染を起こした場に「密閉・密集・近距離での会話」の共通点があると気付いたことからで、当初は「三つ密に重なりを避けること」と理解され、その後、「一つであっても密を避けること」と訂正されました。

この「Ｎｏ!! ３密」を、ＷＨＯが７月18日に提唱した「３Ｃ」Ａｖｏｉｄ ｔｈｅ Ｔｈｒｅｅ Ｃｓ（「密集場所、密接場所、密閉空間：Ｃｒｏｗｄｅｄ ｐｌａｃｅｓ・Ｃｌｏｓｅ-ｃｏｎｔａｃｔ ｓｅｔｔｉｎｇｓ・Ｃｏｎｆｉｎｅｄ ａｎｄ ｅｎｃｌｏｓｅｄ ｓｐａｃｅｓ）を避けることを求め、世界が追従したことで、日本人としてちょっと誇らしげな気分になった方もおられたようでした。

思い返されるのは、約１００年前、１９１８年から１９２０年に流行し、当時の世界の人口の約１／３に当たる６億人が感染し、2千万から4千万人が死亡したスペイン風邪です。猛威を揮った背景には第一次世界大戦が大きく、影響し、日本でも人口の半数弱の２３００万人が感染し、およそ38万人が死亡しましたが、諸外国よりも死亡者が少なく済みました。１９１９年3月の第３波のあと自然収束し、人に免疫（集団免疫）ができて終息したとされ、なおこのスペイン風邪の病原体は１９９３年にＡ型インフルエンザウィルスと確認されました。

スペイン風邪の際に出されていたひな型を焼き直しただけで、いかにも厚労省は今回のオリジナルであるかのように、「Ｎｏ!! ３密」を声高に繰り返したわけです。

その間にも感染不安を見きわめるために積極的にやるべきだったＰＣＲ検査が目詰まりになっていきました。

また、感染が再び広がる中で始めた「ＧｏＴｏキャンペーン」のタイミングなどに違和感を覚えた方も多かったのではないでしょうか。

政府のコロナ対策分科会は、感染が急拡大し歯止めがかからない地域は、ＧｏＴｏトラベルの一時停止や、飲食店の営業時間を午後８時までにすることやＧｏＴｏトラベルやＧｏＴｏイート事業の一時停止などの提言をしました。

外食業界は大きな打撃を受けています。

収拾の気配を見せるどころか勢いを増し続ける感染増に抗しかねて、感染拡大継続地域ではテレワークを５割にするなどの目標の設定や、県をまたぐ移動の自粛要請など、緊急事態宣言で出されるような強い措置も求めました。今回のコロナ禍で、医療行政側が積極的に何かをしてくれた印象が薄いのは、日本人の多くがインフルエンザが流行った時の心掛けの強化と変わらないからかも知れません。「はじめに」でも指摘したように、端的には「コロナウイルスに感染した人がこれだけ出た」という日報と、「非常事態宣言」をして、「自粛」と「三密回避」、「マスク、手洗い、うがい」だけだったと言ってもよさそうです。

政府はすでに医療対策よりも経済優先に舵を切ってしまっていたわけですが、医療か地元経済かで揺れ動いたのは地方自治体も同様です。この結果、政府と自治体の間で責任回避ともいうべきボールの投げ合いに批判の声が高まると、ついに菅首相は12月15日に年末年始の2週間、全国一斉にＧｏＴｏトラベルを停止すると発表しました。全国の停止に先駆けて、停止していた大阪市と札幌市に加え東京都と名古屋市を加えた計4都市は年末を待たず停止することになりました。

既に保健所の数の減少についてはふれましたが、実は感染症病床の数についいもわが国では、１９９５年に９９７４床あった感染症病床数が、２０１９年11月末の時点で１８８４床と約１／５にまで減少し、今回のコロナ禍での必要な空調を備えた隔離病床の数だけでなく、重篤化した患者を治療する集中治療室の数も過去5年で15％程度減少してしまっていたのです。

まさに感染症医療には手抜かり状態に陥っていたのです。ところがこの感染症病床の減少に対して何の手当てもされず、コロナ禍の対応では感染症を軽視してきた証が明るみに出たのです。

厚労省が２０１５年にまとめた「地域医療構想策定ガイドライン」、２０１７年に策定した「地域医療構想」25年に向けての地域での必要病床数を予測し、必要な調整によって、地域偏在、余剰または不足の解消を目指し、２０１８年からの第7次医療計画として位置つけられたものであったはずですが、高度急性期、急性期、回復期、慢性期の4段階の区分けに関するものだけで、感染症への配慮はどこにもなかったのです。

スペイン風邪（A型インフルエンザウイルス感染）の記憶が遠退き、２００２～２００３年のSARS（重症急性呼吸器症候群）、２０１２年のMERS（中東呼吸器症候群）、２０１５～２０１６年のエボラ出血熱などで被害を受けずに済んでいたわが国は、今度の新型コロナ感染に「油断」して誰も全く想定しなかったようです。

さらに勘繰ると穿った見方になりますが、有事を除けば感染症病床は稼働率が低く、経営効率が悪いのですから、日本の医療のまとめ役の露骨な表現を許して頂ければ、「ゼニ勘定医療」すなわち収益医療に舵を切っている厚労省が、感染症病床減少問題への医療論議を、意図的に回避していたのかも知れません。

専門家会議が廃止され、幅広い分野の方々を加えた「対策分科会」新設に代わるなどの組織替えがありました。これにもはっきりとした説明はないままで不明確な印象が残りました。このコロナ禍で露呈した医療対応を見るにつけ、わが国の医療の行き先がますます怪しく思われてなりません。

コロナ封じ込めに成功した台湾のルーツは後藤新平の「衛生なくして経済なし」

新型コロナウイルス感染患者数の累計は世界全体で５５６０万人になり、日本時間の1月14日の時点で、亡くなった人は２００万人を超えていました。（アメリカ、ジョンズ・ホプキンス大学による）

世界で最も感染者の多いのが米国で、次いでインド、ブラジル、フランス、ロシア、イギリスと続きます。欧州の国々の中でスウェーデンでは、感染防止を徹底化させるよりも、集団の免疫を獲得させて「集団免疫の早期獲得」を目指す独自性で注目されました。高齢者施設におけるクラスター発生などにより死者数は増加傾向にあり、WHOは野放しにすれば、欧州の医療が危機に陥りかねないと警告を発ました。スウェーデン方式は「この型破りな方法」と糾弾され、失敗と一時は酷評されましたが、6月に入ると感染者数・死亡者数とも減少傾向が確認され、新規感染者数を示したグラフでも6月下旬以降し、2021年1月28日時点で感染者数は累計で約56万472人、死亡者数は1万1425人に止まっています。

2月半ばの新型コロナウイルスによるスウェーデンの死者は約8000人と上昇しており、人口比で見た場合、厳しいロックダウンを導入したイギリス、フランス、イタリアなどよりは少ないものの、他の北欧諸国に比べれば突出して多いことから、スウェーデン国王は「スウェーデン方式は失敗だった」と発言したと伝えられていますが、第三波が衰えぬなか、まだその成否を問うのは尚早でしょう。

一方で感染症防止を徹底化したニュージーランドでは、4月末から段階的にロックダウンを緩和して感染者数増加を抑制することに成功し、これまでの累計感染者数は2299人、死亡者が25人に止まっています。

新型コロナ感染症
後藤新平がいなかった令和日本と教えに与った台湾

	人口	累計感染者数	累計死亡者数
世界	77億人	1億1千万人	214万人超
日本	1億2600万人	37万6303人	5,388人
台湾	2,359万人	893人	7人

2021年1月28日現在：ジョンズ・ホプキンス大などによる

令和の日本にいない「後藤新平」

ここで避けて通れないのが、台湾に衛生観念の大切さを現地で定着させ今も語り継がれている後藤新平の業績を見ることにしましょう。

２０２１年1月28日の現在、累計感染者数は８９３人で、死者は７人しか出ていません。ドイツで医学を学び、１８９８（明治31）年3月に第4代台湾総督児玉源太郎を補佐する民政長官として児玉に同行・着任しました。１９０６（明治39）年に台湾を去るまでの8年にわたる後藤の台湾開発の実績には目を見張らせるものがあります。

彼は後に、満鉄総裁、東京市長、帝都復興院の初代総裁なども務め、近代日本の都市建設をリードした方で、「衛生なくして経済なし」という考えに立ち、まずは衛生問題を徹底的に解決することで、経済は自然に後からついてくるとしたのです。

しかし日本は感染者が症者や死亡者の数も増加傾向を示す中で、7月22日、経済浮揚策であるＧｏＴｏキャンペーンを前倒しする経済重視の政策を始めました。現在は第三波での感染者の増加中で、「令和に後藤は居なかったのか」との嘆きの声さえ出されています。感染症の歴史を誰も振り返らない経済一辺倒の国になったのは仕方がなかったのでしょうか。

ちなみに後藤新平は仙台藩水沢城下（現在の岩手県奥州市水沢）の生まれで、岩手県では11月22日現在、感染者数が累計で127人と全都道府県の中で鳥取県、秋田県に次いで3番目の少なさで、死者はこれまでに出ていませんでした。

唐突な指定感染症への格上げとPCR抑制作戦の大疑問

新型コロナ禍に対して効果的な対策を打てずにいた医療行政側は、安倍内閣の支持率下降とともに、対応のチグハグさが目立ちました。

期限つきで指定感染症になったことで、法的根拠のある「勧告」に変わり、感染者は症状の有無にかかわらず、強制的に入院隔離になり、入院治療費が公費負担になりました。また緊急事態宣言の発動が可能になるようにした新型インフルエンザ等対策特別措置法の改正案が3月13日に成立・公布されましたが、国民に危機感を持たせるためとは言え、拙速であった思いが否めません。

国中が疑問に思ったのは全戸に配布した「あべのマスク」で、安倍首相のオリジナル案とはとても思えないもので、官邸スタッフの「あれは失敗。総理室の一部が突っ走った」の声もあったことから、国民が喜びそうなことをしなくてはという誰かのアドバイスに従ったものであったかのようでした。

国中が不満に思っていたPCR検査が間に合わなかったことについては、すでに言いましたが、PCR検査の数を制限して、陽性者の数を抑えることで、国民をパニックに陥らせないことを最優先せざるを得ない立場に追い込まれたのではないでしょうか。

そこで検査数を意図的に抑える方針を固め、関係者の間で密かに共有されていたことが強く疑われます。

コロナ禍を巡る論議が何か不自然であったと思い返す方も多いと思います。

コロナ感染症の流行が医療逼迫《ひっぱく》状態を招来するようなことになれば、批判の矛先は感染症病床の減少に眼をつぶってきた行政に向かうことは必至と考えた政府は、PCR検査数を制限することや、発熱などの異常を感じても4日間は我慢することを国民に押しつけたうえで、医療逼迫《ひっぱく》は制御可能との姿勢を貫くことで、国民の目を剃らすことに躍起となりました。厚労省の管轄下の医療現場と国民の懐柔を策する官邸の間で板挟みとなった当時の加藤厚労相のストレスは大変なものだったろうと同情の念さえ抱きたくなります。

PCR検査を高額に据え置いていたことも、PCR検査の抑制に大きな役割を果たしました。全く無症状で健診のように「心配だから検査したい」場合には自費の検査になります。わざわざ高額の費用を払って、陽性の判定が出て、外出禁止にされてしまうのですから、誰も望まないでしょう。そこで検査費用を高止まりさせていたことも検査抑制作戦の一端であったと考えたくなります。

そこでPCR検査数の需給バランスを調整するゲートキーパー役、ひいては検査数抑制の役が必要になり、厚労省が目をつけたのが地域住民に信頼されている保健所でした。

平成元年に全国に約８５０もあった保健所は令和2年には半減していたのですから、ＰＣＲ検査の目詰まりの口実にも使えばよいとも考えたようでした。

案の定、保健所では、コロナ急拡大の4月に、職員１６５人中49人で残業が月45時間を超え、中には１８６時間も残業を強いられた方も出たのです。検査を受けたい側からは、「保健所に相談しても検査が受けられない」、「発熱状態が4日以上でも、肺炎の症状が出ていない」と断られた例などの苦情が日本中に溢れました。

ジャーナリストの浦上早苗さんは自ら体験した保健所や病院の対応について、「発熱は診療拒否、１００回かけてもつながらないコロナ相談センター、ＧＷは休診、ＲＰＧ（ｒｏｌｅ-ｐｌａｙｉｎｇ ｇａｍｅ）化する日本の医療」とネットで報告しています。

さらに厚労省は、検査希望者の激増傾向を受けて２月17日に、ＰＣＲ検査を受ける場合は、まず保健所や帰国者・接触者相談センターに相談する「目安」として、風邪の症状や37・5度以上の発熱が4日以上続く方、強いだるさ（倦怠感）や息苦しさ（呼吸困難）がある方の2点の「いずれかに該当することとしました。

多くの国民はこの二つが揃わなければ検査を受けられない、相談できない、と思い込み、一方で保健所や相談センター側は検査を認めるかどうかの事前相談で手順を踏ませ、「目安」を「基準」・「条件」として運用した例が少なくなかったようでした。

4月から5月初めにかけて感染者増加傾向がようやく落ち着きを見せてきたことで、厚労省は5月8に、二つの「目安」のうち、「風邪の症状や37・5度以上の発熱が4日以上続いた場合」という前段の目安を削除することを発表しました。この発表と同時に都道府県と保健所設置の特別区宛に「（相談者の）状況をふまえ、柔軟に判断を行っていただきますようお願いいたします」とした事務連絡を回したのですから、現場や国民側に「誤解」があったことを十分に認識していたことを白状したのです。

なおこの見直しについて、厚労省の担当課長は「分かりやすく変えただけで、スタンスは2月17日から一切変わっていない」とあくまで官僚らしく、釈明も謝罪の言葉もなく、非はルールと誤解した国民の側にあるといわんばかりの説明をしたのです。

これではPCR検査の「目安」をルールと「誤解」させることが行政側、あるいは厚労省側の最初からの狙いがあったとさえ解釈され、また「専門家会議」の尾身茂副座長による「現実を無視した提案はできなかった」とした発言は、PCR検査の抑制を黙認したものと巷間では受け止められたようです。

国中がパニックに陥らないように計画を立てて、しかも成功する方向に医療行政をリードした厚労省にとっては、思惑通りに物事が進んだと言わざるを得ませんが、そのために出た犠牲者について遺憾として済ませることは許されません。

そもそも感染症病床の減少問題、それ以前に2008年に起こった妊婦たらい回し事件、東京都にある医療機関の中で急患を受けつける施設が約1万5千の中で1・5％しかないなどの医療逼迫《ひっぱく》準備状況を見て見ぬ振りをしてきた医療行政側の「未必の故意」の繰り返しの罪に、いい加減、正面から向き合わなくてはならないはずです。

以上のように今回の新型コロナ禍での医療行政側のチグハグな対応を牛耳っていたのが厚労省であることが強く疑われ、医療行政の根幹を一手に握っている姿の全体像が透けて見せたことで、官僚主権国家の面目躍如たる姿を続けていると解釈もできます。

なおわが国のＰＣＲ検査は、抑制作戦が効き過ぎたようで、今でも実践数では世界中の数十番目のレベルのようです。医療関係の専門委員会のメンバーは元はと言えば、厚労省の人選によるのですから、方向性がほぼ決まっている委員会とも言えましょう。

どうやらわが国の医療施政の一番大切な目標は、抜本的な改革を避けるために、医療論議の矛先を医業・医療の根源に深めないようにしていると感じられてなりません。読者諸氏にはわが国の医療の全体像を俯瞰していただいて、負の連鎖が止められなくなっている日本医療の危ない実態を知ってほしいと思います。

関係者の皆が、現行の仕組みのタブー化派に仲間入りして、論議を深めないのですから、医療に関して言論統制国家になっていると見做されなくてはなりません。この新型コロナ禍でも、誰も目を覚まさずに、国民も表面的なコメントに終始するだけでは、民主主義国家であり、その国民と胸を張れるのでしょうか。国の存亡に関わる問題に気づいて貰うために、次章以降、この国の医療が、世界の標準からどれほど食い違った状態に陥っているかを知ってほしいと思います。

岡江久美子さんは「日本医療」の犠牲者か？

埼玉県で２０２０年４月、「自宅待機」となった患者が亡くなる「事件」が相次ぎました。この50代の男性が「自宅待機」のため、十分なケアができずに死亡に至ったのではないか、とメディアやネットに批判が溢れたため、４月23日、埼玉県の大野知事は急きょ会見を開き、「このような結果になったことは誠に残念」と述べた上で、死亡した男性への対応は専門家の意見にも従ったもので、「自宅待機」とした県の判断に問題はなかったとして、いわば役所目線の認識を示しました。

保健所側は電話での問い合わせに対して、「まず順番ありき」の意識が働いていたように推察され、電話問診だけで入院が必要な患者を正しく見分けられるかも疑問ですが、元はと言えば、保健所側に過大な重荷を押しつけた医療行政側が問題の源なのです。

以上の埼玉県の例は４月に結果として「医療崩壊」が起きていたことになるのですが、大阪府の吉村知事がＳＮＳで「大阪では医療崩壊」は起きていないと反応し、それに対して愛知県の大村知事は「指摘は理解不能ですので、あんまり相手にせんと思ってます」と返したことで、庶民が行政側の足並みの微妙な食い違いを面白がったというわけでした。

岡江久美子さん（４月３日発症、４月６日緊急入院、４月７日新型コロナウイルス感染症による肺炎と診断、4月23日死去）の例で問題なのは、医師から「4日間、自宅で経過を見るように」指示されたという点です。

これは、医療の現場では厚労省が出した、「4日間経過待ち」の「目安」をルール化していたことを示すものでしょう。

岡江さんは2019年末に乳がんの手術を受け、コロナ感染の2ヶ月前まで放射線治療を受けていたことによる免疫力低下を重症化の要因とした見方もありましたが、それだけではないと考えます。乳がんの専門医として、それよりも、乳がん術後の残存乳腺への放射線照射で肺の一部にどうしても放射線がかかり、その肺部分に放射線照射の影響が残って、その局所が肺炎重症化の母地になったと私は考えています。

ついで2020年5月13日に28歳の若さで亡くなった大相撲高田川部屋の力士、勝武士幹士さんのケースは、20代以下の患者の死亡は国内初のケースとされます。2020年4月4日に発熱したとき、保健所に相談しようとしたがつながらず、いくつもの病院にも受けつけて貰えず、4月8日にたらい回しされ、その夜になって都内の大学病院に入院。

翌日さらに症状が進んだため別の病院に転院、4月19日には集中治療室に移ったものの、3週間後に亡くなりました。重症化したのは糖尿病の持病があったからとの見方がありますが、4月8日に搬送された病院で受けた簡易検査でも陰性と判断され、部屋で様子を見るしかなかったことなど、不運が重なって最悪の結果になったのです。

相談にあたった医療関係者が、持病のある患者に対する適切な対応をしなかったこと、救急医療体制が相変わらずのお寒い状況で、元はと言えば、後ほど明らかにする日本の不合理な医療制度による不幸な犠牲者だったわけです。

思い返されるのは２００８年に首都東京で起こった「妊婦たらい回し事件」です。さらに２０１３年には東京で救急入院した28歳の女性が適切な観察・処置がないままに翌朝死亡した例があったのです。救急医療の不備状態が解決されないままに、根源的な問題の先送りが繰り返されてきているのがこの国のようで、そこを見極めなくてはなりません。

ワクチンは今どうなっているのか 新型コロナワクチンとウイルス

新型コロナウイルスのワクチン接種が、米国、ヨーロッパ諸国、ロシアなどで始まっているのに、わが国への６月確保の話に今年中説が紛れ込んで政府の姿勢が迷走しています。一般にワクチンが市場に出るまでには数年以上かかります。また新薬を導入する前に必要な国内での第三相試験による安全性と有効性のチェック結果がまだないのですから、国民から不安の声が出ても不思議ではありません。

確かにファイザー社のワクチンでは、約４万４０００人での臨床試験で、だるさや頭痛などが報告されただけでしたが、回復したけれど、12月に英国で６人、米国で深刻なアレルギー反応が出たと報告されています。こうしたことからでしょうか、ある県での看護師への聞き取り調査で、7割がコロナのワクチンを受けたくないと答えたという話も出ています。

予防接種に関して自分にとって最も好都合な状況を考えてみましょう。周囲の方々がコロナにかかるか、ワクチン接種によって、地域の集団免疫が得られて感染が収まれば、自分自身は予防接種を受けずに済むのです。もしも自分が感染チャンスをゼロにし続けられる自信があれば、予防接種ワクチンを受けなくて良いのです。コロナ感染が自分に及びそうであれば、後で後悔せずに済むように、接種を受けると考えます。そもそも医療に関しては、あらゆる場面で受けるか・受けないかの判断には自主性が求められます。

つまりコロナワクチンで大切なことは、自主的に判断することで、そのためには、行政側からの国への十分な情報の提供がまず必要ではないでしょうか。確かな理解を得るために、海外での臨床試験の経緯・経過・結果を、もっと積極的に入手するべきです。

何十年に一度の国家危機と国民が認識すれば、国内での臨床試験結果を待たずに国会での議決によって決めるという強行手段もないことはないでしょうが、医療の見地からは慎重を期したいものです。確かに同じ人間なのですから、副作用が人種によって大きく違うことはないはずとは思います。なお供給側との交渉に関しては、イスラエルが高値による購入で接種をほとんど終えそうであるとする話もあるようですから、ここにも調整の余地があるのでしょうか。

国際的に先行しているワクチンにはファイザー社（米国）とビオンテック社（ドイツ）が共同開

発したワクチンのほかに、モデルナ社のワクチン、アストラゼネカ社（英国）とオクスフォード大学の開発によるワクチンの３種類があります。これらはいずれもｍＲＮＡ（メッセンジャーＲＮＡワクチン）という新しい技術を用いたワクチンです。

コロナ感染が進む中、重症化しやすい高齢者、基礎疾患のある人で効果があるコロナ発症者に対する効果として、ファイザー／ビオンテック社のワクチンは「65歳以上のワクチン有効率94・7％」、モデルナ社のワクチンは「重症化リスク群のワクチン有効率90・９％、65歳以上のワクチン有効率86・４％」と発表されています。

アストラゼネカのワクチンは摂氏2・8度と通常の冷蔵レベルで保管可能なようですが、モデルナのワクチンは摂氏マイナス20度前後、ファイザー／ビオンテック社のワクチンに至っては摂氏マイナス75度前後の超低温管理が必要とのことで、（プラスマイナス15度）、モデルナはマイナス20度（プラスマイナス5度）となっているため、医療機関を含め海外・国内とも物流管理に課題を抱えています。

そうした技術的な問題以上に最も注意しなければならないのは安全性の問題、つまりアレルギーや副反応です。

２０２０年12月に、ファイザー／ビオンテック社のワクチンの接種を開始した英国では12月20日時点で、前述したとおり6名の重症アレルギー（アナフィラキシー）が報告されたといいます。インフルエンザワクチンの発症率は１００万人あたり1・35人ですが、６名の発症例を１００万人に引き直すと22人となります。もちろん、まだ何とも言えない段階ではありますが、承認に至る手続きは相当にスピードアップされてきたことからしても、今後ともよく観察していかなければなりません。アレルギーのある人は、接種するかどうか医師と慎重に副反応が重症にならないよう相談して決める必要があるでしょう。

米国では、医療関係者の25％がワクチン接種を拒んでいるといいますし、英国でも12月のアンケートでは接種を受けたいとした人の数が66％にとどまっていたといいます。

ファイザーとビオンテックのワクチンは日本でも２０２０年12月に承認申請が出され、政府は２月末までには承認手続きを終えたいとしています。すでに、米国、欧州、カナダ、イスラエルで承認を取得しているモデルナ社のワクチンついては、日本で実際に承認が下りるのは5月以降の見込みとみられています。アストラゼネカのワクチンはインド、英国、アルゼンチン、エルサルバドルで承認され、韓国とメキシコで申請中と聞きます。日本では昨年9月臨床試験を開始したところで、２０２１年1月現在まだ申請に至っていません。

モデルナ社のワクチンは２０２０年12月にアメリカが、年明け早々に英国やＥＵが承認しています。わが国では1月下旬から国内治験を開始するとのことであり、承認申請はもう少し先になりそうです。

以上のような状況から、ワクチンが始まるといっても、手放しで喜ぶのは現段階では時期尚早でしょう。

さて、ここでワクチンの相手になるウイルスについて、説明しましょう。

ウイルスという語は「毒」を意味するラテン語VIRUSに由来し、ウイルスはDNAやRNAのような遺伝情報をもった核酸とそれを包むたんぱく質で構成されていますが、生命の最小単位である細胞としての生体膜、細胞膜も持たず、細胞内でなければ増殖しないことから、生物かどうかについても未決着です。

PCR検査とはPolymerase Chain Reaction（ポリメラーゼ連鎖反応）の略で、DNA配列上の特定の領域を増幅させウイルスの有無を判定する方法で正しく診断される率が大雑把に約70%とされています。

最近、検体採取が鼻のかなり手前から採取する方法、口腔内からの唾液を検体として調べる方法も使われ始め、また唾液を自分で容器に入れて郵送する方法なども出ています。

抗原検査は綿棒で鼻咽頭ぬぐい液を抗体を用いて抗原を見つける検査で、PCRより多くのウイルスが必要で、PCRに比べて感度が劣り、偽陰性が多くなりますが、特別な検査機器や試薬を必要と必要でなく、30分程度で結果が出る上に、インフルエンザも同時に調べるキットも出ています。

人が同じ伝染病に二度かかりにくいのは、最初に入った病原菌・ウイルスに抗体を作って再侵入を防ぐ免疫力があるからで、原因の菌・ウイルスの発病力・病症力などを弱めて弱毒化させたもの、あるいは類似したもので人体に抗体を作らせて予防するものがワクチンです。

病原体が体に入ると、それに反応して血液中に1gM抗体が増え、少し後から1gG抗体が増えますが、どれだけ長持ちするか、再感染は本当にないのかなど不明な点が多く、今後の研究の結果を見守る必要があります。抗体が陽性でも、免疫パスポートにならない可能性があり、仮に免疫力が獲得されてもどれだけその状態が維持されるかも分っていません。さらにデータを取り、多数例での検討が待たれます。

抗ウイルス薬は体内のウイルス増殖を抑える治療薬で、体内のウイルスの増殖を抑えている間に患者を回復させる薬で、アビガンやレムデシビルはＲＮＡポリメラーゼ阻害薬系の抗ウイルス薬ですが、新型コロナ専用の特効薬はまだまだ先のことになると思います。

また免疫細胞であるＢ細胞は、抗体を産生する割を担う細胞です。回復者の血液からＢ細胞を取り出して増やして、患者にモノクローナル抗体を投与する方法で、安全性の高い方法で俄然有望視され、それを大腸菌の中でＢ細胞を増やす方法が研究されています。

ウイルスのほとんどは粒子の周りに水分を含んだ飛沫に含まれて咳、くしゃみや荒い呼気によって飛散します。

感染者が正しい装着法でマスクをしていれば、自分の咳やくしゃみにともなう飛沫は、おおむねマスク内に閉じ込めることができますが、マスクと顔面皮膚との隙間からは小さな飛沫やエアロゾルにくっついて口から外に出てしまいます。

ウイルスは単体で浮遊してこちらに向かうわけではありません。咳や発話などによる小さな飛沫やエアロゾルに付着して声の気流に同乗して空中で周囲に広がり、飛沫の水分がかなり蒸発しても、しばらく浮遊し続けているので、部屋の空気の入れ替えが大切になるのです。

超極小物（生物?）に勝つ「人体対ウイルス」自己防衛知識

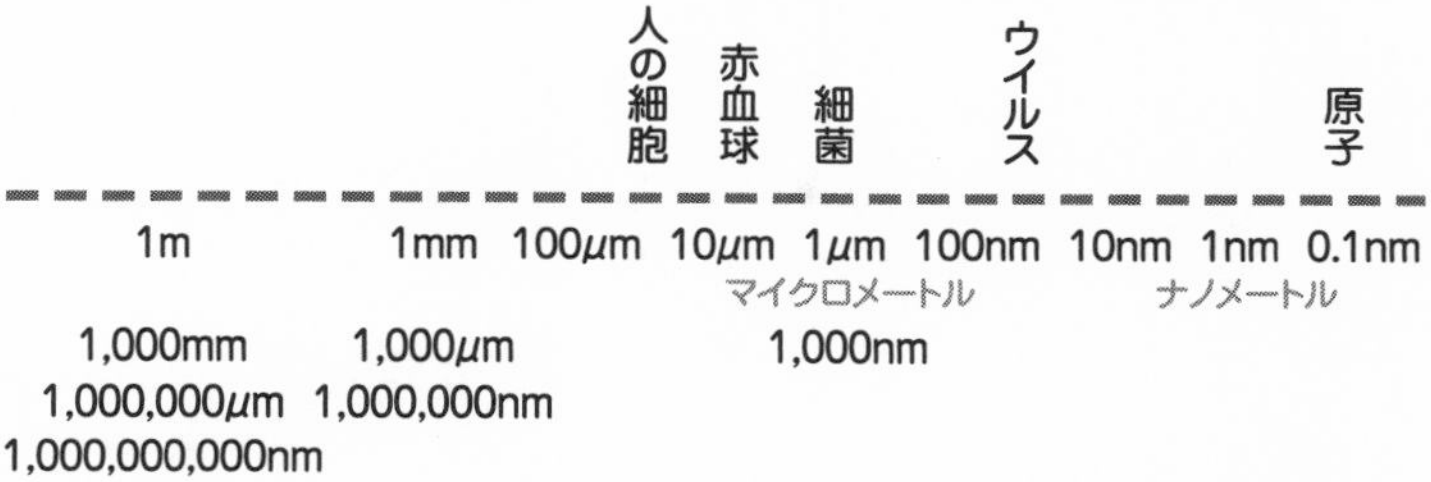

1A（オングストローム）は 0.000000000001m ＝ 0.1nm ＝ 100pm（ピコメートル）

頭安めのクイズ　1nm（ナノメートル）の100分の1は、なぜpm（ピコメートル）なのでしょう？

答：nの次のoは数字と紛らわしく使えないのでスキップしたのでしょう

マスクの有効性は網目サイズに大きく依存し、一般の家庭用マスクでも、網目サイズが5ミクロン（マイクロメートル）以下であれば、ある程度のウイルスや菌の侵入を防止効果は期待されますが、5ミクロンの網目サイズをミクロレベルの物と比較すれば、大ざっぱですが想像がつきます。

人体細胞の直径は6～25ミクロンで、小さな細胞の代表でもある赤血球の大きさは7・5ミクロンですから通過できません。しかし、細菌の大きさは約1ミクロンで、ウイルスは細菌の50分1程度の大きさで0・02～0・1ミクロンですから、容易に通過することになります。

では医療現場もしくは医療用に使用されるサージカルマスクでは、中でも最強とされる「N95」マスクはどうでしょう。BFE（細菌ろ過効率）は平均粒子径4～5ミクロンを95%以上捕縛するものがサージカルマスクで、赤血球などはほぼ通過させませんが、大きさ約1

ミクロン程度の細菌も、0・02～0・1ミクロンのウイルスも止められません。ただ認識したいのは、赤血球もウイルスも、自力では動けないのですから、通過するか、しないかは、サイズだけの問題ではないことです。

ウイルスは鼻咽頭液～唾液などの体液と一緒に小さな飛沫やエアロゾルにくっついてマスクを通して外に滲み出る、あるいは噴き出る可能性があるのです。

なお「N95」マスクの「95」は0・3㎛の試験粒子を95％以上、捕縛できることを表し、「N」は（Not resistant to oil）、耐油性が無いことを示しますので、これは純粋な油だけではなく、唾液や何かの溶液も含めて考える必要があり、従って大雑把に言えば、繰り返しの使用には不向きということです。

国中の皆が「自分は感染しているかも知れない」と心得て行動することが大切で、その姿勢を示すのがマスクの着用です。

こう考えてきますと、新型コロナウイルスにとっては、大人数での大声でしゃべり合いながらの、しかも箸のつつき合いのような会食の場が好都合で有難いのですし、また込み入った小路で小さな店が立ち並ぶ場所では、換気扇の外口の近辺もコロナの棲みやすい場所で要注意です。

自分と家族を守ることをここで再確認しましょう。「3密をさけ、マスク、手洗い、うがい、消毒の励行が大切で、飛沫感染や接触感染を予防しますが、斜め前でも小さな飛沫、エアロゾルと一緒に出てきます。またウイルスは髪や着ているものへつくのが気になる方は、帰宅時、家族を玄関に迎えに来させずに、サッとヘア・ドライヤーで熱風を吹きつければ、ウイルスにとっては大打撃なはずで、不安は軽減できます。

すでに南アフリカで最初に発見された新型コロナウイルスの変異型による感染症が欧米でも確認され、わが国でも確認されました。

今、ようやく実用されはじめたワクチンが変異型にも効果があるのか、慎重に見守る必要があります。

ただ、今のところ、幸運ともいえる現象は冬季に毎年流行するインフルエンザが例年になく沈静化していること、そして秋口に盛んに懸念されていた新型コロナとインフルエンザの併発例が報告されていないことです。

マスク、NO!!三密などの自粛行動がこうした効果を上げているのかもしれません。

感染症を抑えるには、一般論として全人口の約6～7割が免疫を持つ必要があるとされ、4割程度でも十分な可能性があるとも言われています。

日本で6月初めに行った7950人の抗体検査のデータでは、東京で0・1%、大阪で0・17%、宮城で0・03%、同じころ福島のある病院で行った結果で、抗体保有率が680人中6人と報告されました。

ただこれまでのところ、新コロナに関しては免疫力がどのくらいに得られ、どのくらい続くかが分かっていません。

感染症の父ジェンナーのワクチン達成までの逸話のウソ

ここで、ジェンナーについてプロセスの事実を知ってほしいと思います。

エドワード・ジェンナー（Ｅｄｗａｒｄ Ｊｅｎｎｅｒ）は、天然痘の予防でそれまで行われていた人痘接種法より安全性の高い種痘（牛痘接種）法を開発し、近代免疫学の父と呼ばれるようになりました。種痘を成功に導くプロセスを確立し、ワクチンの原理を解明したジェンナーの功績は医学・医療の進歩に大きな貢献を果たしましたが、その陰で、医療の進歩のために人に試すという過程で実は人間として避けられない性《さが》の存在があるという、貴重な教えを人類に残したのです。

事実はこうです。天然痘に感染した人からの人痘接種には、中国とインドに長い歴史があったようで、北アメリカと英国で初めて用いられたのは１７２１年で、この人痘接種予防法では受けた者の２％が重症化し死亡したと伝えられています。

ジェンナーが「牛痘感染が天然痘に対する免疫能を付与するのではないか」との考えに至ったのは、「乳搾りの女性に美人が多いのは天然痘に感染しないから」という農村地帯の言い伝えと、「乳搾りの女性は牛の天然痘への感染の頻度が高いが、人の天然痘に罹っても軽症で済むことに気づいて、人の天然痘には感染しにくいはず」と考えたようです。

そこで牛痘が天然痘に対する免疫能を付与するはずと考え、牛痘感染歴のある患者に人痘を接種しても天然痘の症状が発現しないことを確認した上で、１７９６年5月14日に牛痘の皮膚病変から得られた浸出液を8歳の少年，ジェイムズ・フィップス（使用人の息子）に接種し、6週後の7月1日，フィップスに人痘を接種し、天然痘の症状は一切出現しいことを確認したのです。

こうして牛の天然痘皮膚病変部からの搾り汁を人に接種する牛痘法の確立させたのです。

日本では多くの方が、種痘を最初に試したのが自分の子であったと思い込んでジェンナーへの尊敬の念を高めてきたのですが、実はジェンナーも人の子です。最初に種痘を試したのは、自分の子ではなく、使用人の息子であったのです。近代免疫学の父と呼ばれるジェンナーでさえ、世のため人のためとはいえ、自分ファーストで、自分の子の方が大事であることを、自らの行動で示していたのです。

人間は、古今東西、自分ファーストであること、それが人の性であることを世界に教えてくれたことで、実は今の新型コロナ禍で世界中に広がって深刻化している差別・虐待問題解決への考え方に大きなヒントを与えてくれるように思われます。一方で、日本でも歌舞伎の十八番、「寺子屋」ではありませんが、父子の情は離れがたく、わが子を犠牲にするお話が美談となりやすいわけです。

この「医療の良心」については本書の後半で踏み込む予定です。

なお英国のジェンナーの伝記には自分の子にしたという「美談」は載っていないようで、日本の明治時代、修身の教科書作家の創作らしいとする説もあります。

コロナ禍自衛策で気づけ！　日本の見せかけ医療と医療逼迫《ひっぱく》

ＷＨＯなどによりますと、無症状・軽症者が陽性者のおよそ80％で、約80％の患者は，自然に軽快して治癒し、感染に気付かない人も少なくありません。ウイルスに感染してから症状が現れるまでの潜伏期間は１～14日間、平均５～６日で、注意したいのは感染者の９割以上が無症状である時期に他人に感染させることで、感染力は発症の２日前からあることです。

症状は発熱・咳・喀痰・咽頭痛・鼻汁などの、かぜ様症状で、倦怠感を感ずる方が多く、こうした症状は比較的長く数日間持続します。

インフルエンザでは38度以上の高熱が出易く、発症から２～３日がピークで改善に向かうのが普通ですから、長引くかぜ症状ではＰＣＲ検査がお勧めです。中には味覚や嗅覚の消失、体の痛み、胃腸症状、結膜炎、頭痛、皮膚の発疹や指の変色など起こることもあり、10～20％の患者、特に高齢者や持病のある方が肺炎を合併し易く、肺炎に進展した患者の一部が重症化して集中治療や人工呼吸が必要になります。

また重症化して多くの臓器に障害が起こさせるサイトカインストーム病態、あるいは川崎病のように病態が血管系統に病変が出ることもあるようです。このように多臓器にコロナ感染巣は広がり得ますが、今や呼吸器疾患の代表格になったコロナ感染では、胸部のＣＴ検査でほぼコロナ肺炎の診断がつくことが多く、ＣＴ像で改善・悪化の予想もできるようです。

コロナの致死率は2～5％程度と推定されていましたが、最近の日本のデータでは、6～8月の感染者の中での重症化率は1～4月と比べて大幅に下がって1・62％に低下したこと、年代別には40歳代で3・43％から0・54％に下がり、60歳代で15・26％から0・54％に、80歳代で34・72％から14・5％に下がった（2020年10月23日）ことは朗報でした。

また東京都からは2020年7月31日に、6月末までに死亡が確認された新型コロナによる死亡者325名について、50歳代以下の死亡率は0・5％で、コロナ死者の平均年齢は79・3歳で、90歳代の感染者は33・9％が死亡し、80歳代も30・2％、70歳代も30・2％で、高齢者ほどリスクが高いことが「報告されています。

ところが、11月下旬になり、第三波の患者増に伴って、ECMOの必要なコロナ重症者が増えて、重症者医療の逼迫《ひっぱく》状態が目の前に迫っています。他の病気の重症者に使う分が足りなくなりかけています。

なおECMOは普通の人工心肺装置ではなく、『体外式膜型人工心肺による酸素化（Extra Corporeal Membrane Oxygeneration）』の略です。

ただし、新型コロナウイルス感染症であっても発症7日以内の早いタイミングで肺炎になることもあり、妊娠中の女性では，発症直後に肺炎にいたった方も出たようです。

ここで新型コロナウイルス感染症の自衛策を復習しておきましょう。最も大切なことは飛沫感染に気をつけることで、他人から感染させられないこと、自分が感染者になっていると仮定して他人にうつさないために「くしゃみ、咳、つばなど」など注意することです。

一緒にウイルスが放出され、そのウイルスを口や鼻などから吸い込んで感染します。くしゃみや咳を手で押さえた場合、その手で周りの物に触れるとウイルスがつき、そこに触った人の手に付着し、その手で口や鼻に触れることで感染が広がります。そのために「No!!3密」を徹底化し、外では大声を出さないこと、大人数で会食をしないことです。

外出では、他人が触る頻度の高いところに手を触れるチャンスを最小限にすることが大切で、外出先からの帰宅時には、アルコール液などで手を消毒し、ウイルスは熱に弱いので、ヘアドライヤーを帽子・頭頸部・などに吹きつけましょう。なお子供の感染は8割が家庭内であることにも留意しましょう。

以上のようにコロナ禍は、われわれに自分の健康管理の大切さに気づかせてくれ、日本の医療が抱える根源的な問題点に気づかせるヒントも与えてくれたのです。

これまでのところ、そのことを指摘して、日本の医療をチェックする動きは全くありません。日本の医療そのものの問題につながっていくと、都合の悪いことが現体制を維持したい人々にとっては困るのです。

つまり、医療の根源問題から皆で遠去かろうとする動きばかりが目立ちます。

疑われるのは、官民が結託した医療を巡る目に見えない圧力がこの国には存在するようです。

本書ではそこも見極めることにしましょう。

第2章

コロナ禍のいまこそ賢い病院・医者のかかり方

予備的受診でも保険診療になる方法を知っておこう

新型コロナウイルス感染症の影響で多くの病院で「予定入院・予定手術の延期」が行われ、外来患者の数も減り、病院経営は厳しく、全国の病院での夏季賞与の27・2％、0・8％の不支給に追い込まれ、このコロナ禍による影響が長期化しそうです。

第一波当時、埼玉県で対応遅れによる死亡例2件が続発しましたが、そのうちの1例では、前日に呼吸苦が訴えていたのに、本人が今は大丈夫と言ったことで入院受け入れを翌日にしたことが死亡に繋がる要因になったとも考えられます。

この病気で呼吸苦が少しでもあれば、それは呼吸不全死への第一歩であることの認識欠如であり、わが国の医療現場、医療関係者の急病の扱いが苦手であることの表れでもあります。

分科会の尾身会長が2021年1月に入ってからの首都圏の状況をステージ4（爆発的感染）と指摘している現在、安易に申し上げるわけには行きませんが、体のどこかに心配なことがある方にとっては、外来で待たされずに調べてもらえることや、一般症状の外来患者が院内での感染を恐れて通院を抑えていることなどもあって、普段より迅速な対応が期待できるチャンスともいえそうです。

受診する側にとっては、保険診療になるか、ならないかは大違いです。何の症状も、何も困ることがなく、悪そうなところがないのに、心配だから全体をよく調べて欲しいと言うだけでは本来は保険診療にはならず、自費診療の医療額を支払うことになります。

一方で病院の受付で何か検査が必要かも知れないと感じ取れるヒント、たとえばこの辺に違和感があるとでも言ってくれれば、「患者さまさま状態」で受け入れ、担当の科で医師が必要な検査を行い、費用は保険になります。

つまり身体全体での不具合、どこか特定の器官・臓器、あるいは何らかの症状があれば、検査をして異常が見付からなくても、医師がレセプト（医療費請求書）に「○○病の疑い」と記し、保険診療になるのです。

なにしろわが国には約８３００もの病院、約10万もの開業医がいて、どこも患者が減っているのですから、何らかの症状、あるいは症状紛いのある方には、医師は検査を堂々と進められます。受付で○○がヘンと言い切れず、ヘンなような気がすると言っても、「○○病の疑い」と格上げされて検査の口実になりましょう。

国民皆保険制度の維持には、本来はあってはいけないのですが、阿吽の忖度例が溢れているわが国では、こんなケースも見かけます。たとえば内視鏡の専門医が、親しい友人から「胃がんが家系に多いから胃の内視鏡検査をして欲しい」と頼まれたら、「俺が診るから朝起きてから飲み食いせずに、保険証を持って○○日に来てくれ」と答え、病名を慢性胃炎、あるいは萎縮性胃炎にして検査をし、翌年の検査も予約するという具合です。

こうした風景は、忖度社会日本の医療でかなり多く観察されますが、そのこと自体はほとんど問題になりません。内視鏡検査担当医はほとんどが経験豊富で、検査も大分減っているのが現状です。

また血液検査についていえば、中小病院では自分のところでは採血をするだけで、検体を検査センターに送って、調べて貰うだけです。また検査センターで異常値が出れば、その検体をもう一度、調べますので、間違ってしまう可能性はほとんどありませんから安心ともいえるわけです。

検査の結果はコピーをもらって、自分の数値と正常値とを並べた表のコピーを、自分自身の目で確認でき、ネットで自分でも調べられます。

問題は何か異常が見つかって精密検査や手術が必要な場合にどうするかです。

最初の検査をしてもらった医師の意見をよく聞いて、しっかりした病院に紹介をお願いして、その病院宛に紹介状を書いてもらえばよいのです。

その費用も保険の診療情報提供費として２５００円が紹介状の施設に払われますので、遠慮することはありません。そこに身を預ければよいのですが、自分が納得する病院がなお望ましいはずですから、入院経験のある知人の話を聞いておくことも大切です。

そこで日ごろから近い将来、手術や入院が必要になった場合を想定して、家族の都合も勘案した上で、入院したい病院を予め決めておくことがお勧めです。

できればその病院の雰囲気を予め確かめておくために受診をしておくのがよいのです。

咄嗟の時に慌てずに済みますし、安心感も大きな違いになります。急病で救急車の搬送になった場合、診てもらっている病院の有無と本人の希望を聞いてくれるはずで、すでにカルテがある病院に搬送して貰えるチャンスが高くなるでしょう。

そこで現在のコロナ禍で、患者が減っている今こそ、懇意にしている開業医に診てもらって、その紹介状を持って希望する病院で精密検査を受けておくのが賢明で、流れがスムースになります。

医者の話「効く・治る・良くなる」用語の真意

人口の半分が〝がん〟になる時代の今、がんの大雑把な話と患者と医師との間で交わされる用語を知っておきましょう。

がんが発見されるのは、がんができ始めて2～4年で発見されることが普通で、もちろんもっと早く成長するものがある一方、もっと時間が掛かって発見されるものもあります。がん細胞は数ミクロンの大きさで始まって、その細胞数が倍に増えるには平均的に1～3か月、その倍増を20～30回、繰り返して直径1㎝位の塊にまで成長します。

注意すべきは、がん塊のサイズが1㎝から1・3㎝になれば、細胞数としては倍増したことになるのです。

いずれにしても億単位のがん細胞数です。がんと診断されても、たとえば乳がんの場合には月に一度、自分で触って見て直径1㎝までに見つけてくれれば、ほとんどが治せるのですから、自己検査を月に一度、続けて、周囲にも実践して貰いましょう。

がんの場合、一日でも早く手術を受けたいと思い勝ちですが、2～3週間の違いはほとんど影響はありません。それよりしっかり主治医と共闘姿勢を整えることが大切です。また手術後に医師からしっかり取れたと話されても、病理検査で完全に切除されたことを確認しなくてはなりませんし、病理検査で完全切除と判断されても再発しないとは言い切ません。10年以降の再発もあり得ますし、別の種類の第二・第三のがんも稀ではありません。

抗がん剤や放射線治療では、がん病巣の縮小率が1方向の測定で30％以上、2方向の測定の掛算（面積）で50％以上の効果が得られて、その効果が1ヵ月以上に続いた場合に効果があったと判断されるのです。

がんの塊を小さくする、あるいは消せる効果が期待される抗がん剤について、有効性があれば医師は効くと言い、患者は効くという言葉を治るものと理解し、効けばもう大きくならないと考え勝ちです。

抗がん剤治療に関してもう一つ知っておきたいのは、がんの再発などで、抗がん剤治療をして寿命が倍に延びても、その治療期間中、副作用で悩まされては、差し引きで必ずしも得した結果にはならないことです。こうしたことをしっかりと理解した上で判断が求められます。大切なことは、何のために何をするかの共通認識を主治医と共有し、一緒に共闘姿勢で前向きに向かい、免疫力を高く保つことです。

ある薬物についての文献検索をすれば、効果を肯定する論文の方が、否定する論文よりも多いのが一般的です。前者の方が研究へのサポートを得られやすく、また学会や医学雑誌での発表が増えるからです。これが公表・出版バイアス（ｐｕｂｌｉｃａｔｉｏｎ ｂｉａｓ）と呼ばれる現象です。

そもそも薬が効く・効かない、の根拠となる臨床試験の結果は絶対的なものではありません。データのとらえ方次第で、肯定的な方向にも、逆に否定的にも、論説を展開することが可能になり、多くの場合、どの方向にも操られ得るものなのです。

そもそも臨床試験の適切性、あるいは倫理的な妥当性についても、問題がないと断言できません。患者の個別の条件をフルに勘案して、目の前の患者に何が最適化かの判断するのが主治医の仕事で、徹底的に考えれば、AかBのどちらかがより良さそうかの判断はかなりの場合に可能です。

そうした患者を臨床試験に組み入れることは、一種のモラハラにも相当し得るのです。また二重盲検試験（被験者も医師も種類をブラインドで行う試験）は参加患者のためにはならないとする主張もあり、将来の患者のために自分を試験に供する代償牲にする考え方が合理的かの疑問があり、欧州諸国では、新薬の二重盲検試験を要求しない例も増えているようです。

パフォーマンスもどきのインフォームド・コンセントにご注意

医師の上から目線は、諸外国にもある程度は共通していますが、わが国の場合、社会と国民が医師をそうなるように仕向けてきたように振り返られます。

その姿勢にあぐらをかいて上から目線に気付かずにいる医師も稀ではありません。

「お医者様呼び」の背景には江戸時代の医者と患者の関係がベースにあり、西洋医学の取り入れに励んだ先駆者たちへの畏敬の念が加わり、国民皆保険制度によって安い費用での医療への有難さの思いも医師に向けられ、「わが国の医療は世界一で、その中心に医師がいる」とする思いが国民の間に根つき、肥大化し定着したのがわが国のようです。医師が特別扱いを受けるとすれば、公共財である医師の時間を最有効に使う医療を巡る論議の場合に限られるべきでしょう。

以上のように医師の上から目線を、関係者を含めて国中が是としているのが現状で、そのわが国で「医療が収益事業になった国は他にない」といわれる状況に陥っているのです。

つまり、ゼニ勘定化の原因が大き過ぎて手がつけられない、さらにその先でゼニ勘定化が膨張し続けて社会の歪みとともに権益絡みで固定化したらどうなるでしょうか。

元はと言えば、診療が利益相反行為になってしまう原因は、不合理な医療・医業の仕組みにあります。わが国の医療の根源にある利益相反医療については、あとで裁判官・弁護士の立場に当てはめて考えることにします。

医師と患者の関係は今も、本質的には30~40年以上前とあまり変わっていないように感じられます。参考までに30~40年前の手術前のインフォームド・コンセントをおみせしましょう。

「右者、今般手術を御願いしました上は、手術中は勿論、其後に至り、どのような事が出てきましても異議は申しません。依って後日の為、保証人連署の上、此の証書を差し入れます。」

実は医療者側が低姿勢で振る舞うようになった分、病院の生き残り競争が激しくなったこともあって医師の「名か、利か」の価値観がむしろ強まっているようにさえ感じられますので、過剰診

お客様医療文化とインフォームド・コンセントの問題点

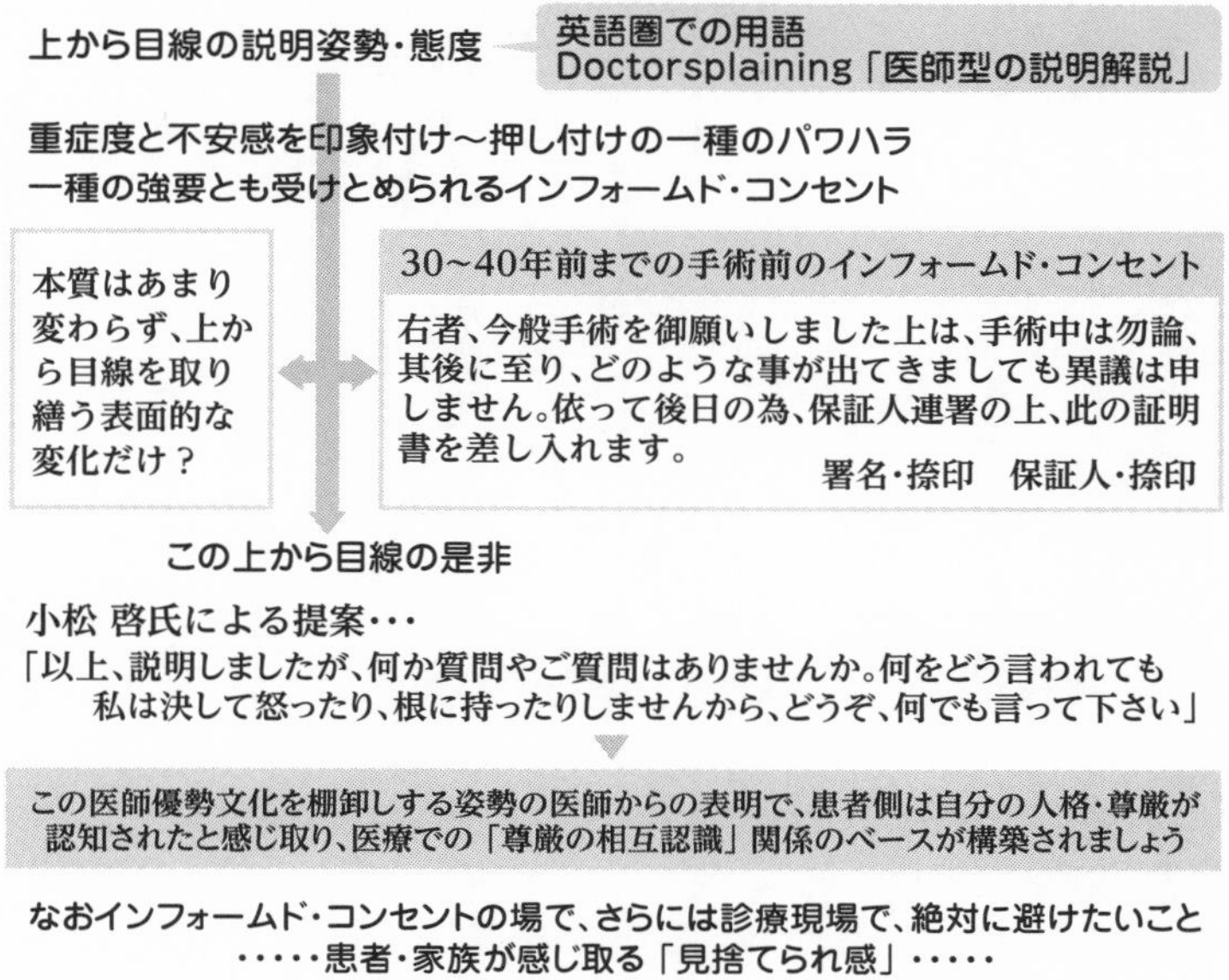
上から目線の説明姿勢・態度
英語圏での用語
Doctorsplaining「医師型の説明解説」
重症度と不安感を印象付け〜押し付けの一種のパワハラ
一種の強要とも受けとめられるインフォームド・コンセント
本質はあまり変わらず、上から目線を取り繕う表面的な変化だけ？
30〜40年前までの手術前のインフォームド・コンセント
右者、今般手術を御願いしました上は、手術中は勿論、其後に至り、どのような事が出てきましても異議は申しません。依って後日の為、保証人連署の上、此の証明書を差し入れます。
署名・捺印　保証人・捺印
この上から目線の是非
小松 啓氏による提案・・・
「以上、説明しましたが、何か質問やご質問はありませんか。何をどう言われても私は決して怒ったり、根に持ったりしませんから、どうぞ、何でも言って下さい」
この医師優勢文化を棚卸しする姿勢の医師からの表明で、患者側は自分の人格・尊厳が認知されたと感じ取り、医療での「尊厳の相互認識」関係のベースが構築されましょう
なおインフォームド・コンセントの場で、さらには診療現場で、絶対に避けたいこと
・・・・・患者・家族が感じ取る「見捨てられ感」・・・・・

療のカモにならないように気をつけましょう。

治療後に残った後遺症のような問題に対して、自分の説明不足を棚に上げて、「インフォームド・コンセントに書いてある」の一点張りの医師も存在しているようです。

最適な診療をしてもらえないと懸念を覚える患者、あるいは医師がAかBかの選択を患者に押しつける姿勢を感じる患者が増えているからでもあるのでしょう。問われるべきは、患者側の立場でその治療の説明をしていない医師の姿勢です。

論ずべきことはセカンドオピニオンの是非ではなく、それを求める患者がなぜ多いのかということです。

こうした状況は、広義の医療ニーズへの対応不全（ＵｎｍｅｔＭｅｄｉｃａｌＮｅｅｄｓ）でもあり、患者目線で治療に向き合おうとしない医師の姿勢は一種のパワハラであり、昨今、医療機関でよく耳にする、患者に媚びるような「患者〝さま〟」呼びはこのパワハラを糊塗するための方便のようにも思えます。振り返ってみれば、精神科診療の場で珍しくなかった患者の話を聞く姿勢の不足がこの始まりであったように思います。

治療法やその効果やリスクをインフォームド・コンセントとして、医師が患者に説明しおえたあと、「以上、何か疑問や質問はありませんか。」と患者に聞いても、素人である患者は遠慮してなかなか心の中にあることが言えないものです。医師はその点を重々承知した上で「何をどう言われても私は決して不快に思ったり、根に持ったりしないので、どうぞ何でも言ってください。」とあえてつけ加えて欲しいものです。もっともそこまで配慮できる医師に対しては、患者も疑問を抱いたり、質問することもあまりないかもしれません。

最近知った話ですが、不妊治療をしていたクリニックで、その治療を終えたい、と伝えられた担当医師、手元にあったカルテを脇に放ったという話です。まさに医療が、とくに自由診療の一部が患者目線ロスのゼニ勘定になっている証ではないでしょうか。

健・検診と普通の受診との区分と医療費の違い

健診・検診と医療機関での普通の診療との違いは、検診、健診は特に症状などがない場合で、どこか悪いところがあるかないかを調べるもので、保険は効きません。

すでに何かを疑う症状などがある方は検診・健診ではなく、最初から医療機関を受診するのが本来のあり方です。

普通の受診で本人が支払う金額には社保・国保の別があり、社保では会社・所属団体によって毎月の組合に天引きされている額に違いがあり、国保（国民健康保険）では地方自治体に個々人が支払っている差があり、住んでいる地域によって違いがあります。

受診時の窓口での支払い額は、その日の医療費の3割ですが、高齢者では2割、あるいは1割などと収入額によって違います。私たちは国民皆保険制度のもと、誰もが何かしらの公的医療保険に加入していますので、かなり多額になっても、自己負担限度額を超えた分については後で払い戻される制度があるので、大助かりです。

この高額療養費制度での返金額は、年齢層と窓口での支払い額によって変わってきます。

69歳以下の一般の方で、医療費総額が100万円だったとしますと、窓口で支払った額が30万円です。年収約370～770万円区分の場合の、固定数字の8万100円と26万7000円とを入れた式「8万100円＋（100万円～26万7000円）×1％」に当てはめて計算値が21万2570円。この額が高額療養費制として払い戻され、最終的な自己負担額はが30万円～21万2570円で、結局、自己負担額は8万7430円で済んだことになります（詳細はお住まい

健・検診と普通の受診で医療費に大きな落差

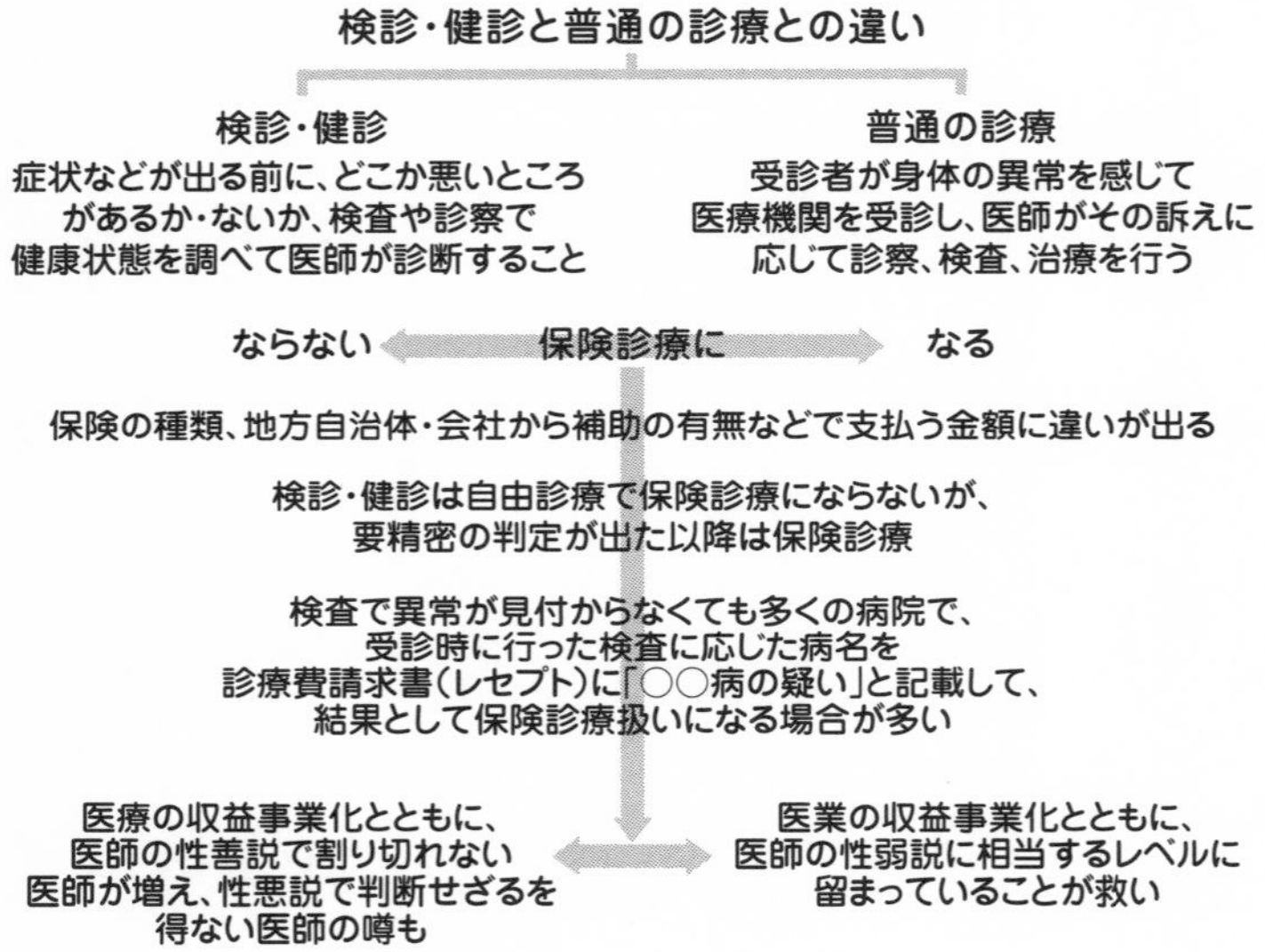
検診・健診と普通の診療との違い
検診・健診
症状などが出る前に、どこか悪いところがあるか・ないか、検査や診察で健康状態を調べて医師が診断すること
普通の診療
受診者が身体の異常を感じて医療機関を受診し、医師がその訴えに応じて診察、検査、治療を行う
ならない
保険診療に
なる
保険の種類、地方自治体・会社から補助の有無などで支払う金額に違いが出る
検診・健診は自由診療で保険診療にならないが、要精密の判定が出た以降は保険診療
検査で異常が見付からなくても多くの病院で、受診時に行った検査に応じた病名を診療費請求書（レセプト）に「○○病の疑い」と記載して、結果として保険診療扱いになる場合が多い
医療の収益事業化とともに、医師の性善説で割り切れない医師が増え、性悪説で判断せざるを得ない医師の噂も
医業の収益事業化とともに、医師の性弱説に相当するレベルに留まっていることが救い

の市町村の担当窓口に問い合わせましょう）

繰り返しのようになりますが、医療機関を受診する場合、保険診療になるか、ならないかは、特定の器官系統、あるいは臓器に異常があるかを疑う症状や所見がありそうだ、と判断すれば保険診療扱いになるのですが、外来患者がコロナ禍で減っていることから、このあたりには日本ならではの忖度ムードの影響が強くなっているようです。

なお窓口負担分を支払わずに、帰宅してしまう方が、稀におります。

自己負担が3割の場合には医療費の7割分は保険組合から支払われます。

第3章

日本の医療の「病《やまい》」を根源から明らかにする

「世界一の医療」のウソが好都合な関係者の輪

日本の医療が世界一」と言われるようになった元はと言えば、２０００年にＷＨＯ（世界保健機関）が「総合的な健康達成度」において世界１９１カ国の中で日本を第一位としたことでした。以来、国民ばかりか、医療者までが「日本の医療は世界一」と思い込むようになりました。確かにこの狭いわが国にある病院の数は世界一多く、約８３００もありますし、日本の医療機関が所有しているＣＴ／ＭＲＩの所有数も世界で一番です。

それに合わせたかのように、日本での患者の外来受診回数は世界一多く年12・6回、医師一人で診る外来患者の数は延べで年８５００人で、ＯＥＣＤ諸国の平均値の実に3～4倍もの長さで、入院期間も世界一長いのです。外来患者を必要以上に多く来させることが入院患者の確保につながると考えるスタフもいるようです。

さらに家に引き取って面倒を見るよりも、入院し続けて貰っている方が助かると考える家族の思惑を忖度して、中小病院の多くが、病床を空けて置くよりも、長期入院で入院費が漸減しても、入院させて置く方がプラスになると計算することもあるようで、中には家族が旅行中に預ける社会的入院さえ実際にあったのです。このように急性期機能を担っている病院が、回復期や慢性期の患者の入院が混じっている実態もあるのです。

日本医師会の前々会長の横倉義武氏は２０１７年10月、世界医師会の会長に就任した際の挨拶で

「日本の健康寿命を世界トップレベルにまで押し上げたわが国の医療システムの背景に「国民皆保険」があり、高齢社会を「安心」へと導くモデルで、世界銀行からもＵＨＣ（ユニバーサル・ヘルスカバレッジ）の模範と高く評価されている」と述べています。

メディアでは池上彰氏がＭＣを務める番組で、日本の病床数やＣＴ／ＭＲＩの数が世界一と紹介したことは前に述べましたが、２０１７年12月８日の読売新聞に米国人Ｂ・Ｔ・スリングスビー氏の寄稿が掲載されてそれに拍車をかけています。「ユニバーサル・ヘルス・カバレッジ（ＵＨＣ）とは誰もが必要な医療を、必要な時に、負担可能な費用で受けられることで、日本はＵＨＣを世界に先駆けて達成した国である」と持ち上げました。

世界医師会の会長になった横倉義武会長への祝辞を兼ねたお祝いメッセージと解釈したほうがよいのでしょう。うがち過ぎかもしれませんが、日本からの誰かの執筆依頼があったとも解釈するのが穏当でしょうか。

日本の医療が世界一といえるのは一部の量的な意味においてであり、もちろん量は質を担保するものではなく、量一番の話が、質一番の話にすり替えられた、と想像できます。少し古いデータですが、２０１１年にＩＳＳＰ（国際比較調査グループ）という機関が行った調査では「医師への信頼」という項目で日本は参加31か国中23位でした。なお世界的な医学雑誌「ランセット」が２０１８年６月２日週号に掲載したＨＡＱＩ（ヘルスケア・アクセス・アンド・クオリティ・インデックス＝医療適切度指数）ランキングで日本は１９５カ国の中で12位でした。

確かにいつでも、どこでも、だれでもが安い費用で診療を受けられる国民皆保険制度のお陰で日本の医療へのアクセシビリティ（利用容易性）には高いものがあります。

日本の医療は世界一と国民の多くが信じている反面、日本人が感じる自国の医療に対する満足度は世界の中でも低いことがさまざまな意識調査で報告されています。

なぜ日本での満足度という絶対評価が低いのでしょうか。量的な評価と質的な評価の違いの違和感を多くの方々が感じ取り始めている表れではないでしょうか。

日本で本当の意味での高質の医療がなおざりにされてきたことを国民が気付き始めているのかも知れません。アクセシビリティが高過ぎたことが、日本医療・医業の不合理さへの疑問を押さえつけ、また見直す必要性の認識への気付きを先送りさせてきたことのように感じられてなりません。

先進諸外国の常識、救急医療も医療の一部とする考え方からすれば、医療全体の大問題を露呈させたのが新型コロナ禍で、日本の医療は世界一で、病床数も機能共々ナンバーワンで、医療の体制もレベルも世界最先端と国中が思わされてきた足元が崩れて、わが国の医療問題を浮上させたのです。

新型コロナ禍は、救急医療の大問題を半ば露呈させ、中小病院の多くは、「来ないでくれ」といわんばかりの体制でした。

これらのことで国民がわが国の医療にうすうす何かヘンと疑念を抱くのはもっともだと思いますが、第一章で見たように、医業行政側、さらには有識者の誰もこのことを指摘しません。この国で医療を巡って何が起こっているのか緊急に見極めるべきだと思います。

日本の医療の「病《やまい》」は身近な医療のチグハグさでわかる

わが国では世界の医療常識からすれば不思議な医療場面が多いように感じられます。

しかし、なぜそうなのかの問題提起はほとんどありません。

たとえば大都市では、救急車がサイレンを鳴らして病院の前を素通りする風景がしばしば観察されます。もし最重症患者を搬送しているのであれば、目の前の病院に運び入れた方か助かる率が高いのではないでしょうか。

力士の勝武士さんが医療機関が溢れる首都東京で、たらい回しになった問題を、コロナ禍で仕方がなかったと片つけて許されるものでしょうか。

普段の医療不備問題が濃縮された形で噴き出したのだと思います。

そもそも急患を受ける病院と受けない病院に区別され、急患を受けない病院が多いのはなぜなのでしょう。

他にもオカシイと思うことがあります。外科の看板が出ているクリニックで診てもらっていて、大きな手術が必要と診断されると、病院に紹介され、その外科医の手を離れます。

せっかく外科の専門医に育成されたのに、病院診療に参加せず、大きな手術をせず、外来患者のお守役になり切ってしまうのです。

人間の体はよくできたもので、ケガと病気の8割は、自然に良くなっていくもので、安静にして寝ていれば治るたぐいのものが多いのです。

これでは、せっかくの専門医が、半専門医、半総合診療医になってしまいます。

総合診療医に育成された開業医はまだ少ないですから、何とも残念なことで、そもそも医師が勤務医と開業医とに日本のようにはっきり区分けされる仕組みは、諸外国ではまったく違うのです。日本の場合、総合診療医～家庭医の育成が遅れたことも原因として大きいのですが、患者を総合的に診察できる開業医が少なすぎます。それでいて、自分の専門領域の患者であっても、自分一人では中等症以上～重症患者を扱いきれませんから、病院に紹介することになります。

開業医から紹介される病院が遠方の場合が多く、そのためでしょうか、ごく普通の病気でも遠くの病院に通院している患者が多いのが現状ではないでしょうか。最適な医療を探し回る仕事が患者・家族側に移っているという珍現象ともいえましょう。

近隣であっても系列を超えた病院間での連携・相互協力はほとんどありませんので、医療の水準が地域ごとにまちまちで、地域での医療の「均てん（霑）化」（同等レベルの診察ができない）、診療技術の標準化の大きな壁になっています。

これからの超高齢社会の中で医療から介護に至るケアの地域完結化への高い壁でもあるのです。この狭い国に、約８３００もの病院があり、現在も実質的に続いている医局制度内での診療の延長線上で、医師チームの中で間に合う「仲間内」診療で済んでしまいがちです。開業医は、特に個人開業医は、診療現場で相談する相手もいません。こうして日本の医療現場では、優れた医療を提供するために切磋琢磨する機会が少ないのが現実です。

参考までに人口が日本の約3倍の米国での診療状況には病院が約5千5百しかありません。開業医が自分が診てきた患者で入院治療が必要になった患者は、病院に入院させ、朝夕に回診し、手術が必要な患者は修練中の若い常勤医師を助手に自分が手術を担当します。医師は自分のクリニックに一日中、居るわけではないので、米国では診てもらうためには原則、アポイントメントが必要になります。

何か症状の変化が起こって、急なアポが取れなければ、病院のERを受診し、必要に応じて普段、診て貰っている医師が、そこに駆けつけます。医療費が病院費と医師費とに分かれ、医師は給料に縛られませんので、米国では医師は最初から最後まで患者の味方であろうと努めます。

米国ではこうした仕組みであることで、いったん専門医に育成された医師は、生涯の専門医であり続けられます。

こうした米国の医療を絶対悪と決めつけていることで、日本は大損をしていることを正しく認識するべきではないでしょうか。もし誰かが外国医療の利点を見習わせまいとしているとしたらどうでしょう。よほどの事情があることの表れと理解して、その根源を明らかにしなくてはなりませんし、関係者がどう振る舞うか、メディアはどう考え、どう振る舞うかを見極めなくてはなりません。

日本には、米国などのように大病院と自分のクリニックを行き来して診療を行うオープンシステム制度（近隣の開業医に大病院の施設を柔軟に開放利用させる制度）がありませんので、開業医は大病院の施設や機器を使って診療を行えません。そこで小規模の医療機関までが高額な医療機器を揃えることになり、高額なCT/MRIなどの所有が、世界一多いのです。その分の設備費・維持費が嵩《かさ》張り、元も取ろうとせざるを得ません。

最近のデータで、開業医の平均年齢が60・0歳と、初めて60歳台に達し、高齢化が進んでいることが明らかになりました。勤務医の平均年齢は44・8歳と若いのは、修練中の若い医師が中心であって当然ですが、開業医の生き方に納得し切れない方、開業医の生き残り競争が激しさを増す中で、開業資金の目処《めど》を立てられない方も増えて、一頃よりも開業医への志向者が減っていることを反映しているのかも知れません。

医療を根源から見直す機会を、新型コロナ禍が与えてくれているのですが、対策会議の誰からも、根源問題に手をつける提案は出されていません。

日本の医療の「病《やまい》」は医師が医業経営者になって始まった

明治維新以来、大日本帝国政府がスローガンとしたのは、富国強兵・殖産興業でした。そこに日本国民の健康と医療への配慮が入り込む余裕はなく、医療ニーズへの対応はほとんどが民間に託されました。そこで医師が医業も任されたことで、ビジネス化していったのです。そこから医師が医療現場で、天秤の片方の皿に患者の治療を受ける権利を乗せ、反対側の皿に病院の収支勘定を乗せてバランスを取りながら診療を行うソロバン勘定が入り込みました。

医師は、患者の病気を治すため、最善の努力を試みるのは当然ですが、それはあくまで病院の収支が許せる範囲での必要最大限という制約がつきまといます。これが行き過ぎると、「お金」を考えることで「人」を見る仕事がおろそかになる望ましくない方向に進んでしまいます。

自営業の開業医は、医業の経営収支は直接的に自分の収入に影響し、勤務医の場合は自分の給与に影響するのですから、病院収支の方を優先したくなるのは「情の当然」というところです。また、人員と設備を常時待機させておくことが必要なため、収支の負担となる救急医療などが手薄になりがちです。そして、利益相反の常道化の最も憂うべきことは、医師の良心が薄れていくことです。

終戦16年後の1961年に国民皆保険制度が誕生し、当初は診療行為ごとの定価を合計する出来高払い方式の診療報酬制度であったことで、ゼニ勘定医療に拍車が掛かりました。

半世紀前に「医療資源の食い潰しになる」と日本医師会会長武見太郎氏が予測した通りになり、医療の収益事業化にストップをかけられず、今に至っているのです。

武見氏は、理研に籍を置いていた時代、日本初の心電計を作成したメディカルエレクトロニクスの先駆者で、理研の実験サイクロトロン装置を破棄させたＧＨＱに反抗的で、米国の医療政策を実施を迫った衛生局長サムスに、「戦争に負けたのは軍人だけだ」と開き直った話があり、官僚組織が国民をあざむく工夫を労する、と事あるごとに反発しました。

日本の医療の「病《やまい》」が「過剰診療と医療不備」を起こすワケ

官僚主権国家のわが国で考え易いシナリオは、医療の根幹に根源問題があるために、歴代の官僚が、歴代の先輩たちを見習って、諦めを繰り返してきたのが日本の医療界の忖度でしょうか。問題の先送りによって歪みが蓄積されれば、遂には根源的な原因の偽装・隠蔽工作によるタブー化策を弄して、もっともらしいことで覆い隠さなければならない立場に追い込まれ、次第にその工夫をみなで深めてきたようなプロセスでしょう。

昨今の医療現場には、「検査をしたがる医師、クスリを出したがる医師、さらには手術をしたがる医師が多い」などの話が聞かれ、一方で患者と国民は過剰診療を有難いものと思い込み、病院好き、検査好き、クスリ好きに躾けられてしまっています。

過剰診療を有り難いと思い、検査やクスリがなくては損と考える方もいるようで、医師から「検査も治療も要りません」と伝えられると、次の医療機関に鞍替えする患者さえ稀ではありません。実際に、風邪に対して6割の医師が患者自身の希望で抗菌剤投与してもらっている実態が、2017年91回日本感染症学会実態調査で明らかにされています。

不合理な仕組みを見直す必要性の問題提起が誰からも出されず、問題周辺がタブー化され、国中がそれを許し、世界一の医療と洗脳されてきた一方で、過剰診療がエスカレートし続けている事態は、「ヘンでおかしい日本医療」を印象づける結果になっています。さらに一方で収支勘定の上で分の悪い領域が不備状態になって、その歪みが蓄積して、今、収拾をつけられない状況に陥っているのではないでしょうか。

なにしろ狭いこの国に、８３００もの病院が、ひしめき合ってほとんどが急患を引き受けない状態でいて、一方で生き残りに必死です。

その状況をみるのに、病床稼働率が病院の収益性を示す経営指標としてよく用いられます。

厚労省による「平成29年度病院経営管理指標」に基づいて、りそな銀行が損益分岐点となる病床稼働率」を割り出し、民間の医療法人では86・8％、地方自治体などの公的病院では94・7％、病床が埋まっていなければ、医業利益の黒字を維持できないと、２０２０年5月11日に発表しています。

コロナ禍で、日本中の病院が外来患者の減少、ひいては病床稼働率が悪化している状況から、多くの医療機関が苦境に立たされ、その夏のボーナスに大きく影響が出ました。

ちなみに医師の利益相反状態の是非を正しく認識する上で分かり易いのが、医師の立場を裁判官、そして弁護士の例に置いて考えて見ることです。

医師の利益相反状態の是非が容易に理解されるようになります。そもそも利益相反とはＡとＢの二人が、損得を争う場面を想像して見ましょう。

裁判官であれば、全体を俯瞰して、常識的に妥当なところで何らかの判断をすることになります。ところが、仲裁に入った者が弁護士であると、ＡとＢの両方に納得の行く判断はできません。

弁護士の責務は依頼された者にとって最善の判断をすることですから、ＡとＢの両方に同時に最善な判断する役割は果たせません。弁護士が利害が相対するAとBとの間に立って、同時に両方の代理者になって両方に適切な判断を出すことは不可能です。

このことを医療の場に当てはめるとどうなるかの話です。

AとBの両方の間に立って、そうなる立場に置かれる状態が利益相反状態です。その立場にどちらの損得にも関わっていない裁判官が置かれることは許されても、どちらかに最善を尽くすことが責務・使命である弁護士は、利益相反状態に置かれた立場での判断は許されていません。

ですから、そういう役割を果たすことは許されないのです。そうなると患者に最善を尽くすことが責務の医師が、診療の現場で利益相反状態に置かれることは許されないことだとは思いませんか。

「医師＝経営者」でおかしくないと思うあなたへ

「日本ほど医療を収益事業にさせた国はない」という話は、過剰診療の温床になり易い医療・医業の仕組みを見直せないままに、また医療行政側がこのあたりをコントロールできずに今に至っているのが日本の医療の現状ということになります。

海外には医師が診療の現場で利益相反状態に置かれることを法的に規制されている国もあるのです。医師が利益相反状態に置かれることが、過剰診療の温床になると認識するのが世界的な常識です。国によっては法的規制が掛けられています。

病院側の収支勘定の天秤皿には、医師自身の給与や待遇状況も乗っているのです。

ですから、いま医療機関の生き残り競争が激しさを増す中で、医師は自院を経営破綻させない診療姿勢、端的には過剰診療姿勢に追い込まれ勝ちです。その分、患者目線から離れるわけです。

また利益相反状態による過剰診療は背景の関連企業などにも好都合です。製薬会社による過剰診療への後押しにも強いものがあり、無用な診療行為までが増えているのです。本来、適正医療の見張り役・実践役を果たすべき医師が、自院を経営破綻させないことを優先していることがわが国の医療の大問題です。

社会正義の監視役であるべきメディアが、過剰診療が広告がらみで好都合なためでしょうか、患者数や診療行為数による病院ランクづけを繰り返して、過剰診療を煽っていることも問題です。

煽られた病院の数が無用に増え、医療事故や医療ミスも比例して増え、患者の必要最小限の医療を受ける権利が侵害されている事実があります。国民皆保険制度の下の医療で、数の競争を煽ることは、メディアは社会正義役を放棄して、病院ランクづけによって過剰診療を煽って利益相反状態を利用していることの表れでもあるのです。

「世界一」を間違えている日本の精神科医療

精神科の病院数と病床数が世界一多いのが日本です。

なにしろ人口が世界の1・7％の日本にある精神科病床数は、世界中の精神科病床の19％がこの狭い日本にあるのです。この狭い日本になぜそんなにあるのでしょう。

太平洋戦争後に少なさが目立ったのが精神科の病床数で、1954（昭29）年に精神病床は約3万床で、全国精神障害者実態調査で、精神病院への要入院患者が35万人と推計され、非営利法人による精神科病院設置の国庫補助の規定に基づいて精神病院開設国庫補助制度が設けられました。

翌1955年（昭30）には1万床ほどに増えましたが、病床増を急がせたかった厚生省は、事務次官名で1958年に精神科特例として、「医師数は他の診療科の病院の1／3、看護職員は2／3、山奥でも可、低利の融資」が示され、さらに医務局長から「特例基準の人員数を満たさなくともよい」と通知されたのです。

1960年には医療金融公庫からの長期低利融資が始まったのが1960年7月で、精神科病床数は同年に約8万5千床に倍増しました。翌年の1961（昭36）年には国民皆保険制度が確立し、医療需要と供給が一挙に増大し、日本の医療史の中で際立った時代で、中で特に目立ったのが精神病院でした。

1964年に起こったライシャワー駐日アメリカ大使の統合失調症の青年による刺傷事件も精神科病床数の増大を後押しする結果につながったファクターです。

ここには、「この犯人のような精神病者が放任されている日本」、「大使を襲う犯罪が防げない日本」のような外聞が海外で飛び交う事態に敗戦国日本として超神経質になっていたから、なおさらだったのではないかと思います。

１９７０年には約25万床と増床が続き、１９９２（平４）年には36万2千床のピークに達し、現在は、ＯＥＣＤの17年のデータによれば、日本の精神科病床数は33万１７００床で、人口が世界の2％弱（１・７％）の日本に、世界中の精神科病床の19％がある計算になり、日本中にある全科の病床数１６５万３２００床の約20％が精神科病床という異様な話です。

しかも現在、精神病床への入院患者数が約28万人とされている背景を国中の皆が、精神病院で何が起こっているか知るべきではないでしょうか。

精神病院急増の背景として大きな要因がもう一つあります。

わが国では医師の専門性が自由標榜制であることで、医師免許があれば、麻酔科以外は何科の開業も可能なのです。そもそも医学部卒業生の中で精神科志望者はかなり少ないのですから、精神科医でない者による精神病院経営が多かったことになります。

精神科が専門でなかった場合、「精神科の患者はあちらの世界の住人で、こちら側には了解不能」、「患者と同じ目線に降りると妄想へののめり込みを煽り、経過に悪い影響を与える」、「精神科医が診たって、どうせ分からない」などと自己を正当化させ、「うるさい患者はクスリで静かにさせ、あとは餌をやっておけば、一頭に付き○○円になる」などと考えていたとは思いたくないのですが……。

当時の日本医師会の武見太郎会長は、医療金融公庫からの長期低利融資への応募者の多さを懸念し、融資が始まった４か月後の１９６０年11月、つまりそうした病院が診療を始まる前に、私的精神病院の経営者を「牧畜業者」と表現したのです。

日本医師会会員の医師たちについて、「3分の1は技術的にも倫理的にも高い集団、3分の1は全くのノンポリ、残りの3分の1が欲張り村の村長」と周囲に語った記録もあり、私立精神病院の経営者を、欲張り村の村長と表現したこともあったようです。

日本で医療金融公庫から長期低利融資が始まった1960年頃には、既に欧米の先進国では向精神薬の進歩、人権意識の高まりなどから精神科病院を縮小していました。患者の地域移行を推進して「地域精神保健の考え方」が動き出し、これに対して日本では、医療行政側が世界最多の精神病床数への道を後押しして、イタリアでは精神病院を廃止し、またその後北欧で始まったのが「オープンダイアローグ」で注目を今集めています。

この治療法は、患者と医療者だけでなく、親族、看護師、心理士、家族療法・トラウマセラピストなど、対話を行っていくもので、入院や薬による治療では得られなかった変化も見られ、大きな期待が寄せられています。精神保健の質・量とが日本以外の先進国との間で地獄と天国ほどに開いてしまっているようです。

その上、人権侵害と疑いがあるとしてWHOの委嘱を受けた英国の精神科医デービット・クラーク博士が来日し、調査・勧告しましたが、当時の厚生省は「落日の英国から学ぶものはない」と上から目線で追い返したという話も残っています。

国民皆保険制度のゼニ勘定の温床に生活保護受給者がなぜ？

過剰診療が常態化しているわが国で、特に目立つのが生活保護受給者とその家族が患者になった場合で、医療費が１００％公費負担ですので、医療機関にとって診療費の取りはぐれが無いので有難い患者です。

生活保護受給者は２０２０年4月時点で１６３万４５８４世帯（受給者数は約２１０万人）で、今回のコロナ禍で生活保護需給申請者は4月に4・8％増えています。

一人当たりの医療費は一般国民が平均約30万円であるのに対して、生保受給者では約79万円と約2・6倍です。生活保護受給者の場合、病気など体の不調などで収入が減っている方も多く、違いがあって当然ですが、生保受給者の診療の場合に問題が大きいのが診療側の診療姿勢で、ゼニ勘定のカモ化の恰好な餌食になっていることです。支給総額3兆7千億円のおよそ半分が医療費として使われています。

生活保護受給者とその家族の場合、医療費請求書レセプトの審査が甘くなっていることを、国中の病院・医院のほとんどが承知し、それを診療姿勢に反映させているようなのです。

どうやら診療費の請求書レセプトについて審査員が、「この病気でなぜこんな検査、あるいはこんな高額な薬がなぜ必要であったのか」、あるいは「こんな薬は使わなくてもよかったのではないか」などとクレームをつけられることをおそれて、審査員が躊躇し手控えると噂されています。

生活保護支給費の半分を吸い上げる医療の裏ワザ

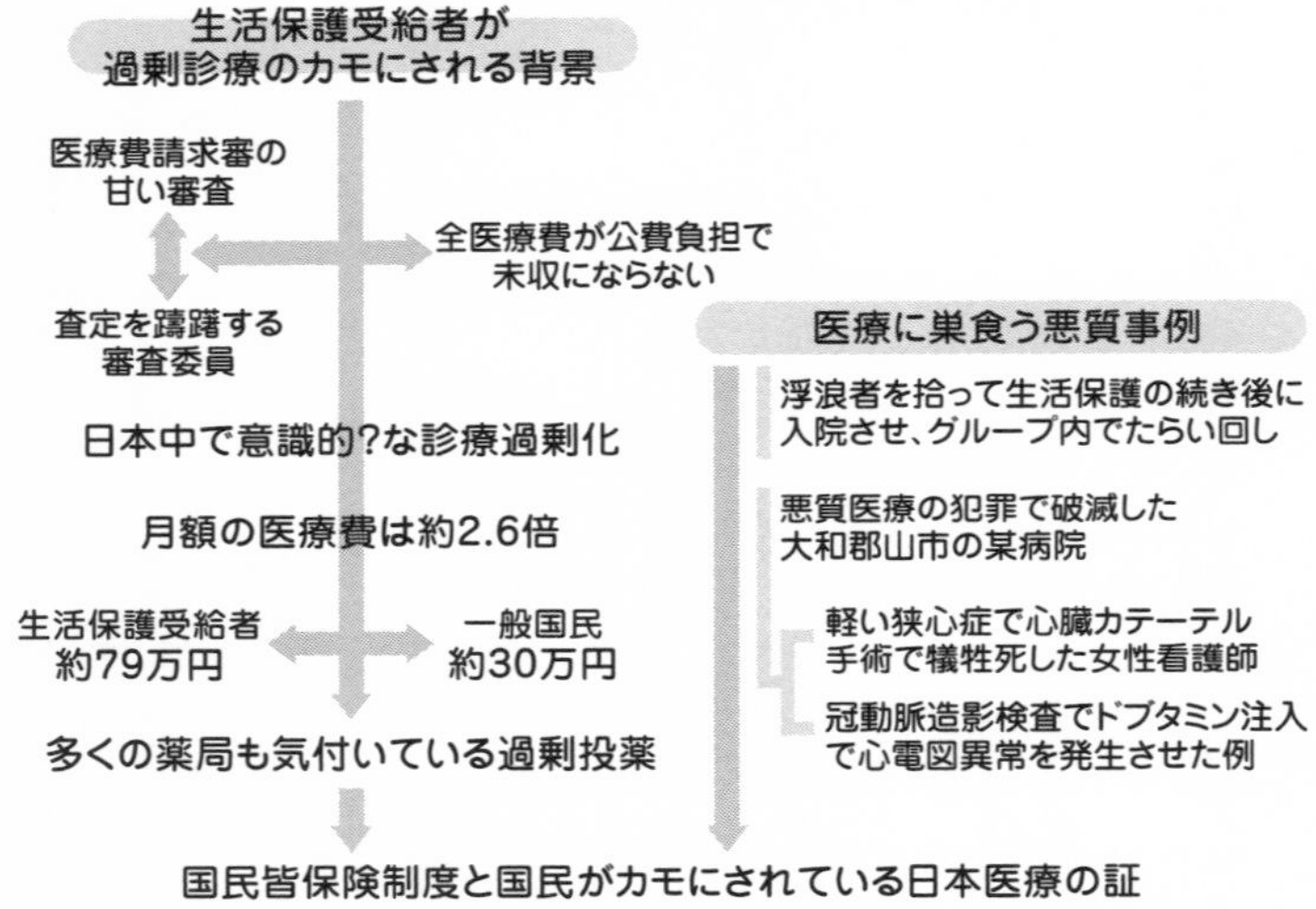
生活保護受給者が
過剰診療のカモにされる背景
医療費請求審の
甘い審査
全医療費が公費負担で
未収にならない
査定を躊躇する
審査委員
日本中で意識的？な診療過剰化
月額の医療費は約2.6倍
生活保護受給者
約79万円
一般国民
約30万円
多くの薬局も気付いている過剰投薬
医療に巣食う悪質事例
浮浪者を拾って生活保護の続き後に
入院させ、グループ内でたらい回し
悪質医療の犯罪で破滅した
大和郡山市の某病院
軽い狭心症で心臓カテーテル
手術で犠牲死した女性看護師
冠動脈造影検査でドブタミン注入
で心電図異常を発生させた例
国民皆保険制度と国民がカモにされている日本医療の証

こうして生活保護受給者とその家族の場合、検査、処置、投薬などが過剰になっている実態があるようで、多くの薬局もその状況に気づいています。

たとえば抗生物質（抗菌剤）の中で高値のものが選択されて出されていることに薬剤師が驚かされて、処方箋をよく見れば、生活保護受給者、またはその家族のものであることが分かって、納得するようです。

生活保護を受給すると、医療機関や薬局に代金を支払う自己負担分国民健康保険の資格を失い、かかった医療そのものが現物で給付されます。申請を受けた福祉事務所が適格と判断すれば、指定医療機関や調剤薬局に支払われますので、支払額を本人は知りません。

国が75％、自治体が25％負担している生活保護者の医療費については、正確に医療費としてカウントされ、日本中で集計されているかについて疑問がわきます。

医療の「病《やまい》」を正そうとしながら大発展した徳洲会グループ

わが国ならではの医師優勢文化を知る上で大切なことは、そうなった経緯と関係者がグルになって護送船団化してそれを支えた背景を知ることです。医療のゼニ勘定化と医療不備の実態に呆れて、自分が病院を始めて実践しなくてはならないと決心したのが徳洲会グループの創始者の徳田虎雄氏です。

小学3年生の時に、3歳の弟が急病で倒れ、夜道を医師の往診を頼み行ったのにすぐに来てくれずに弟は亡くなったことがあって「医師になって、急病人や困った人を助けよう」と誓ったとされています。

阪大医学部卒業し、数々の医療現場での深刻な問題を直視し、いつでも、どこでも、誰でもが最善の医療を受けられる病院を設立すると決意し、「自分が始めなくては」と決心し、うまく行かなかったら自殺して返すとする念書を入れて2億円の融資を受けた話もありますが、職員と一緒に励み、救急患者を積極的に受け入れた姿勢に、救急医療不備の悩みが大きかった地方自治体に歓迎されました。

救急患者を積極的に受け入れて、全国に大病院群、多数の事業所を展開して世界に類のない医療コンツェルンに発展させたのです。なお私にも徳田氏からは電話での仲間入りの誘いがありましたが、東海大学医学部創設で帰国した私は、手を離せないとお断りしました。

「患者からはミカン一個も貰わない」「生活に困る患者の医療費自己負担は猶予する」と宣言し、マスコミの寵児にもなりましたが、いったんグループが病院集団になると、組織としてグループを守ることが目的になり、各病院の執行部が中心に病院間での売り上げ競争になり、それぞれの病院での過剰診療の噂が絶えなくなりました。

株式会社による病院経営が許されていないから医療がゼニ勘定にならないと国民が洗脳されているこの国で、グループの病院への物品納入を扱う株式会社「徳洲会」を介在させて経営を管理したのです。

社会主義的な国民皆保険制度の下で、経営者の考え方、運営の仕方次第で医業収支の調整が可能になる日本医療の矛盾を露呈させたのが徳洲会グループ事件です。

「徳洲会に悪質な所得隠し、16億円申告漏れ」、また2012年12月の際は徳田虎雄氏の次男で衆議院議員の毅氏の選挙活動で動員されたグループ病院の職員らに金銭が支払われたとして、2003年には公職選挙法違反に問われ、徳田議員の姉2人とグループ幹部4人も逮捕者が出たのです。また2015年には「20億円の所得隠し」、さらには徳田家親族への業務委託料などの名目での私物化部分なども明らかにされたのです。

こうした徳洲会ファミリーがらみの一連の事件は、わが国の医療・医業にある根幹的な問題点、端的には「診療が利益相反行為になっている日本医療の矛盾を露呈させたのですが、そのあたりから論議を遠ざけたい行政側の暗黙の忖度を受けて、官民が結託して徳田毅氏の国会議員選挙違反の問題で幕が下されました。残念なことは徳田虎雄氏の崇高な志が結果として損なわれることになって、氏の理想の病院は収益事業会社と化してしまったのです。

元はと言えば、普段の診療行為が利益相反行為になってしまう医療・医業の仕組みが根源的な原因なのでした。ここでグループ創設者の徳田虎雄氏からのいわば預託金を受け取っていたことで、東京都の猪瀬直樹知事が辞任に追い込まれた話を思い出します。

石原慎太郎都知事が後継者に猪瀬副知事（同）を指名し、どこからか出た「徳田虎雄氏に挨拶を」の声に乗って、茅ケ崎徳洲会病院に入院中の徳田虎雄氏に「都知事選に出ます」と猪瀬氏が伝え、これに対して、難病のため話すことができない徳田氏が、文字盤上の字を目で追い「応援しますよ」と答えたというのです。

猪瀬知事が動かない徳田氏の手を握り、面接は終了し、数日後の２００３年12月19日、猪瀬氏は自ら衆院議員会館に出向き、徳田毅衆院議員から現金5千万円を直接受け取ったとされ、この資金提供が問題になりました。

産経新聞などは、猪瀬知事が1億円を要求していたとも報道し、選挙運動に関するすべての寄付や収入を収支報告書に記載しなければならないと公選法にあることで、知事は「都政を停滞させ、国の栄誉がかかったオリンピック・パラリンピックを滞らせることはできない」として辞任を表明したのです。

なお、徳洲会は東京の真ん中に病院を持ちたかったことで、その最終許可が都知事にあり、知事選の前に大金を押しつけたのです。実は猪瀬直樹氏は私の在籍していた県立長野高校の後輩で、誇りに思っていた彼の辞任は残念でした。

第4章
医療の「病《やまい》」でねじれた「救急・がん・メタボ・精神科診療」の大疑問

救急の体制整備が招いた日本医療の劣化

交通事故の多発を受けた時代の要請を受けて策定された１９７７年の方針に基づいて、初期、第二次、第三次救急医療体制の整備がスタートし、その後、この体制の機能強化のためにさまざまな対策が実施されてきました。

入院の必要がなく帰宅可能な軽症患者に救急処置を行う初期救急医療機関、入院をすることができるいわゆる救急告示病院の２次救急医療機関、２次救急で対応できない重症・重篤患者を収容する３次救急医療機関、最後の砦となる指定病院には救命救急センターや高度救命救急センターが設けられています。

計画に関わった救急専門医たちが、専門家にありがちなサイロ・エフェクト（飼料貯蔵塔の視野狭窄状態〜タコ壺現象の見方）で整備案を作成したことで、想定外の事態が起こりました。

普段の医療と別枠で扱って整備する形になったことで、医師・医療者の多くが救急医療は救急医の仕事と思い込むようになり、救急医が熱心になればなるほど、その風潮が助長される結果なりました。「救急医療は普段の医療とは別物」とする誤認識が国中に定着したことで、臨床力が狭いわが国の一般の医師たちの救急対応力を以前以上に劣化させてしまったのです。

救急体制整備が医療全体を劣化させた大失政とも言えますが、実は医療行政側にはそうなっても構わないとする思惑が最初からあったのかも知れません。

救急医療の不備、ひいては医療・医業の不備による事故・事件などが繰り返し起こっているのに、救急医療体制がしっかり完備された印象が定着したのです。

皆保険で安価で質の良い世界一の医療を受けているのだからと、病院たらい回しなどが起こって救急医療のあり方に一時的に注文をつけますが、医療連携の緊密化などの提案に納得して、国民からは不合理な仕組みで受ける不利益がカモフラージュされ、誰も声を上げなくなり、不合理な仕組みを見直す必要性の認識を国民の関心から逸らしたのです。

救急医側は、医療全体像を俯瞰せず、救急医療の体制整備の経緯も認識していないのが現状なのでしょう。救急医の不足、医学生の救急志望者の少なさを嘆くばかりです。

「普通の医師が救急を自分の仕事の一部と思っていない不自然さ」を誰も指摘しようとしません。

厚生省によるタブー化策謀の一環として、救急の医療不備状況がスケープ・ゴート作戦に利用されてるといっても過言ではありません。

首都東京で妊婦たらい回し事件が２００８年に起こり、２０１３年には東京都世田谷区の診療所に救急搬送された28歳の女性が、「婦人科（ならば）、ゼロから、（受け入れ病院を）もう1回、探すことになる」と告げられ、せめて痛みだけでも楽にと願った夫が、まず夫の選択で、経過を見る入院。その後、適切な観察・処置がないままに翌朝死亡。行政解剖により子宮外妊娠の卵管破裂による出血死と判明。

強い下腹部痛を訴える若い女性の急患で、最初に疑うのは世界中の臨床医の常識です。

実はこの施設、東京都の救急医療施設として年間1千5百万円を受けていたのです。公的制度の下で真っ当な診療を受ける権利が損なわれた無処置医療の被害者だったのです。

救急医療の間に合わなさが改善しないことで、行政側は2次救急医療機関を対象に「急患を絶対に断らない病院を2014年から全国に整備する計画」(2013年9月20日夕)を出しました。

救急医療整備が不満足なままになっている現状を認める一方で、救急は普通の医師の責務から外されたままでも仕方がないと暗に示したとも解釈されます。

メディアは、医療ロスの全体像を俯瞰せずに、2016年6月に東京都足立区の大高病院を「東京初の救急専門病院」としてテレビで大きく取り上げました。

医療が収益事業化し、救急医療不備状態が解消しないことを受けて、国民の方は「救急だから仕方がなかった」と思うように躾けることが、救急整備の目標であったと言っては皮肉に過ぎましょうか。

なお昨今の救急車搬送は、外傷よりも内科系の患者が増え、実際には救命救急センターの繁忙度が高くなっているようです。なにしろ糖尿病患者が1000万人を超え(厚労省推計(2017年9月22日))、重症低血糖による救急搬送数が年間、約2万件に上り(日本糖尿病学会の調査で、2017年8月10日)、その上、昨今は睡眠薬や抗不安薬の大量服用例なども加わって、救急医の繁忙度は全体としては増えているようです。

救急医療不備で明らかになった医師会の圧力

救急医療不備問題は、地方自治体にとっても大きな悩みでした。徳洲会グループを率《ひき》いた徳田虎雄氏が前章で見たように、救急患者を積極的に受け入れて、救急不備を補う大役を果たしました。その過程の途上で各地で実質が開業医の団体である医師会が、「患者を奪われ、生活権を侵害される」として「進出阻止」を唱え、医師会の影響力が強い都道府県が許可を出し渋った例が少なくなかったのです。

中でも京都府宇治市での医師会と徳田虎雄氏との間のバトルが注目に値します。京都府が徳洲会に「申請通りの価格で宇治の土地を買収してよい」と通告したのが１９７８年6月のことで、これに反発した宇治医師会は8月に「徳洲会病院進出絶対反対、健全な地域医療の確立にご協力を！」と地方紙に全面広告を掲載し、「徳洲会は危険な病院だ」地元住民にと訴え続けたのです。

さらに医師会員の学校医ボイコット、予防接種拒否をちらつかせるなど、第三者から見れば拙劣な反対作戦を展開したことで、親たちは「医師会は子どもを人質に取るのか」と抗議し、住民側は徳洲会の進出を望んだのです。

徳洲会側は住民説明会で「医師会が反対しても、住民の（病院建設を望む）声は消せない」と主張し、住民が推す徳洲会と、集票力を持つ医師会との板挟みで、宇治市長は頭を抱えていたようです。

市長の仲介で12月、徳洲会と医師会の話し合いの場が持たれ、その会議の録音テープをもとに週刊現代が1979年1月4・11日合併号でやりとりを再現しました。

徳田虎雄氏に向かって医師会側が「あんたは地元紙に『医師会に入らなければならない法的根拠はない』とまで言っています。そんなことをいう人間は人格に疑問がある」と言い、徳田氏は「地元紙が勝手に書いている。人格をいうなら、(自分を門前払いせず)自分に確かめてほしい」と返しています。

医師会側が「徳洲会は二十四時間オープンというが、全科の先生がいるのか」の問いに対して、徳田氏は「内科、外科、産婦人科、小児科の医師が当直し、他のどの医師も10分から20分で病院にこられる場所に住んでいる」と答え、対話は感情的に火花を散らす場面にもなったようです。さらに医師会側が、「あんた、最終的にはなにをやりたいのか？」と問うたのに対して、徳田氏は「最終的には無医村をなくすことで、出身地・徳之島の医療をやりたい」と答えました。医師会側が「それなら、人のいやがる場所に病院を建てんと、徳之島へ帰ったらええやないか。徳之島へ帰りなさい。島へ帰って自分でやればいいじゃないか」と命令口調になり、徳田氏は「最近は行ったこともなく、ろくに知りもしないで徳之島のことがいえるのか」と応答し、話し合いは、物別れに終わった由です。

数日後、宇治医師会のメンバーは、「徳洲会は医師会に相談せず病院をつくり、地域医療を破壊する」と日本医師会の武見太郎会長に直訴し、歯止めをかけるよう政府に働きかけてほしいと頼んだものの、武見会長は、「地区のことは、地区で片づけたまえ」と投げ返したと聞きます。

同じような例が各地に起こり、徳洲会と対立していた神奈川県の茅ケ崎医師会が、市当局に予防接種、日曜・祝日の当番医、休日夜間診療の拒否を申し入れ、市民の激しい怒りを買ったなどの話も残っています。

がん対策で露見した診療の弱点とその巧みな隠蔽

救急医療整備に続いて、新たなプロジェクトが求められていた1984年に、1000億円超の予算で「対がん10ヶ年総合戦略」が始まり、1994年に第二次、2004年に第三次の対がん総合戦略と続き、2006年には「がん対策基本法」が成立しました。

がんは国民の関心を呼ぶ上で絶好で、国民の目を誘導し、医療全体の不全状態から逸らしたのですから、仕組みタブー化策謀の一環であった可能性が浮上します。

各地で整備してきた「がん専門病院」で目立つようになった問題に、がん以外の病態に対する診療力の弱さがあり、余病のある患者の受け入れ拒否の頻発がありました。この問題はわが国に医療のオープンシステムが導入され、確立していれば容易に回避できたはずですが、行政側はその方向には向かいませんでした。

そこで病院側はそうした患者への対応を非常勤医師を雇ったりする工夫をした一方で、仕組みの不合理さに気づかせたくない行政側は見事な作戦を実行したのです。

がん専門病院の医療不備状態を目立たなくさせる見事な案を進めたのです。

国中の主な病院の「がん診療連携病院」に指定するアイデアで、さらに要件を緩和した「がん診療連携拠点病院」の指定が加えられ、日本中の大病院の多くが網羅され、２０１６年4月時点で、全部で４２７病院にも増えました。がん病院内での改善策も取られ、がん専門病院での機能不全問題は糊塗されて見え難くなり、従来型の医療の仕組みに議論がいかないようにカモフラージュした策謀の見事な一環であったかのように思えます。

がん診療連携拠点病院での満足度調査、日本医療研究開発機構（日本版ＮＩＨ）による厚労省・文科省・経済産業省3省連携の難治がん治療、また小児がん拠点病院の指定など、関係者たちの仕事への前向き姿勢強く感じられます。しかしながら例数が少ない患者の抱え込みなどもあることから、どこまでの実効が得られるかの懸念が残ります。

国立がん研究センターから２０１７年に発表されたデータ報告があります。

がん診療拠点病院を中心とする全国２９７施設で治療を受けた２０１３年の約45万人の中で、「標準治療が72％で実践されている」とした報告ですが、中小病院からの例は入っていないわけで、残り１／４以上の28％が標準治療を受けていないことになります。

なお、わが国では地域、あるいは特定診療科医療での均てん化が不満足で、地域での医療交流に乏しい医療環境で、地域医療の標準化が進まず、隣同士の病院での診療法が互いに標準的でも同レベルでもないのです。

がん対策の中で、早期診断、早期治療が大切ながん検診で、関係者と受診者にとって最も恐ろしく、避けたいことは〝がん〟が見逃されてしまうことです。間違った安心感を与えられ、症状が出ても受診が遅れ、検診はなかった方がはるかに良かったことになります。たびたびの「がん見逃し例」の報道に国民はすっかり慣らされた感じでしょう。

味方集めのメタボ健診で繁盛した患者漁りの医療業

国民の健康志向に便乗して、10年前に始めたのが「メタボリック・シンドロームの健診」です。英米では20年も前に「健診により死亡率が低下しない」とされ、2012年には、世界の臨床研究を評価する機構「コクラン・レビュー」が、検尿、心電図、採血などの健診が病気の早期診断・治療に役立ち、死亡率を下げるとは言えないと結論づけ、また胸部X線写真による肺がん検診による死亡率を低下の検証は世界中を眺めても見当たりません。

案の定、2008年に始まったメタボ検診に関連して、厚労省は2013年3月には生活習慣病予防のためのコレステロール摂取の目標値を廃止し、米国保健福祉省と農務省の食生活指針諮問委員会が、2014年2月には、コレステロール摂取量と血中コレステロール値には関連性がないことを発表しました。さらに日本人間ドック学会は、2014年4月になって血圧、中性脂肪、悪玉コレステロール値などの基準値が厳し過ぎたとして、緩める方針を公表したのです。

疑われるのは、健診を公費で始める根拠が不十分で、基準値設定もアヤフヤということです。診で受診を勧められる例が多くなり過ぎて、皆保険制度の破綻を回避したい行政側が、基準値の見直しを学会側に申し入れ、学会側が基準値を変えて、国側に貸しを作ったのではないでしょうか。厚労省側は、「メタボ該当者から予備群へと改善した人の多さ」をアピールしていますが、どうでしょう。国民を実験台に、国民皆保険制度の価格カルテル型運営によって、受診者側の「安く安心をもらえて得した」印象の広がりによる患者呼び込み効果と目先の共存共栄を目論んだ行政側への味方集めのプロジェクトであったように振り返られます。

厚生行政側の思惑としてさらに勘繰られるのは、「メタボ気味の自分に責任があったことにまで、お上が気を遣ってくれる」と国民がありがたがり、また現場を担当する開業医などの小規模医療機関、さらには日本医師会などの賛成が得られる読みがあったとする話でしょうか。

このようにタブー化策謀の一環と考えるのが素直なところですが、一方で不急・無用な診療を増やして、医療増の大きな原因になったわけです。超高齢国の日本としては、公共財としての国民皆保険制度の在り方を改めて見直す絶好のチャンス到来ではないでしょうか。

さらに最近の会計検査院の調べで、特定健診（メタボ健診）のデータのうち、同じ患者のレセプト（診療報酬明細書）のデータと照合できたのは2割程度にとどまり、このままでは健診の医療費抑制効果の検証に活用できないことが数年前にわかったようです（2015年9月5日）。

こうした状況からすれば、「メタボリック・シンドロームの健診」は、最初からそうなっても良いとして始めた話でタブー化策謀の一環であったように振り返られます。

精神科診療のゆがみを先送りする医療行政の深慮遠謀

精神科診療について、医療行政側が２０１１年7月に、がんや成人病などと同じように精神科診療でも重点対策を進めると宣言した時には多くの方が期待を膨らませましたが、この期待は見事に裏切られました。イタリアでの精神病院廃止、あるいはフィンランドで誕生したオープン・ダイアログなどの新潮流に乗りおくれたのがわが国の精神病院の実態です。

精神科診療でも重点対策を進めると宣言したのです。その後、「病床転換型の居住系施設」構想案（精神病棟の一部を居住施設に転換させる構想）が、「精神障害者に対する医療の提供を確保するための指針等に関する検討会」の中で出されました。

わが国にある精神科病床数は、世界最多で、ＷＨＯからは人権侵害の疑いを繰り返して掛けられていました。医療行政側としては、認知症患者の急増が確実に見込まれる状況は辻褄を合わせる絶好の機会と捉えたのかもしれません。

地域では収容し切れない認知症患者を精神病院が引き受けざるを得なくなるわけですから、その分、従来の精神病患者を精神病院敷地内の居住系施設に退院させれば、社会復帰させた形になり、精神病患者の入院率低下をＷＨＯに通知できますし、精神病院の経営者も安泰です。

長期入院者の理由のひとつとして精神病院側の言い分「病院から出たくない入院者」に関しては、その有無の真実味はともかく、患者にとっては広義の院内に留まるのですからなれてきた毎日の生活と変わらないのです。

現に日本の精神病棟は、新規の精神疾患の入院者が減る傾向にあって、すでに5分の1ほどが認知症患者になっているようです。

「なぜ精神病棟に認知症患者を入れるのですか」と問われた精神病院経営者が、「職員を路頭に迷わせるわけにはいきませんので」と返答したという話があります。精神病院の経営者側としての最優先の課題が、病院と職員雇用の維持であり、それを医療行政側がサポートしている話という図式です。それもそのはず「病床転換型居住系施設」案は、厚労省側と9割以上が民間精神病院メンバーの日本精神科病院協会（日精協）との間で煮詰められたものと推察されるからです。

わが国の医療施政に患者目線が欠如している証とも言えましょう。

この病床転換型居住系施設案に対して、大反対の輪が日本中に広がり、東京では２０１４年６月、日比谷公園の野外音楽堂で、何人もの国会議員も参加した３２００人の反対集会になり、大阪でも反対集会があり、新聞各社も批判論を展開したのです。同じ敷地内への退院では、実質的には社会から隔絶される入院患者のままですから、大反対の声は当然でしたが、医療行政側にはこの声が大きくなることに期待していたフシがあります。

反対の輪が大きく、声が高くなるほど、医療全体の大問題「利益相反行為の医療と人権侵害の過剰診療」から国民の意識が遠退き、居住系施設案自体の表面的な問題点にすり替えられたのです。

仮に精神科診療がゼ二勘定になっていることが露呈したとしても、その場合には、開き直ってゼ二勘定になっているのは精神科だけで、他の科では良心的な診療が実践されている、と国民を言いくるめる準備をしていたかのようです。

医療行政側の最優先課題は医療・医業の不合理な仕組みを見直す必要性を感じさせないことで、医療論議を根源問題に踏み込ませないことなのです。

まさに医療行政側による手練手管の本音隠し、すなわち仕組みタブー化策謀の極めつけの遠深謀で、わが国ならではの形で人権侵害の事件・事故が増えている根源病巣なのです。

日本の医療の仕組みにあり、またその究極の姿が「患者への人間尊重軽視」の部分を、医療者・国民・メディアまでが巧みに利用した超巧妙なタブー化策謀隠しには脱帽せざるを得ません。

「病床転換型居住系施設」構想～地域移行型ホーム制度についての２０１４年7月の検討会では、障害者権利条約に基づく権利擁護の観点の踏まえ、一定の条件づけをしたうえで、病床削減を行なった場合に地域移行型ホームとして、病院敷地内への設置を認めることになりました。

２０１８年度には地域移行型ホームの活動状況を踏まえて、地域移行型ホームのあり方について検討予定であったようですが、地域移行型ホームの新規の指定は、２０１５年４月１日から２０１９年3月31日とされていましたので、「病床転換型居住系施設」構想案は実質的には消滅したと言えましょう。この結末をどう解釈するかです。

病棟転換型居住系施設案そのものへの反対論の応酬ばかりで、わが国にある利益相反医療の問題、これによって深刻化している医療を巡る負の連鎖にも誰も踏み込もうとしません。精神病院経営者側にも医療施政側が守る姿勢を感じてもらったのですから、現行の仕組みへのタブー化作戦として目的が達成されたことで、良しとしたのではないでしょうか。

また国民には何かしている姿勢を見せられ、メディアも含めて国中が素直に従ってくれて安堵したのでしょう。

国会議員も参加した反対集会も開かれ、医療への抗議の矛先を表面的な問題点にすり替えてくれたのですから、いわば医療を巡る言論統制に関係者の皆が相乗りする結果を確認できたのですから、医療行政側、厚労省側としては大満足の遠深謀で大成功というわけです。

その上、この遠深謀の全体像が暴露されたとしても、悪いのは精神病院だけで、他の一般的な診療科は大丈夫とする言い訳が残されているのです。

なぜクリントン女史は「こんな日本の医療制度はノー」と言ったのか

医療行政側が弄してきたタブー化策謀が露見されそうになる切迫事態が幾度もあってその都度その立場が脅かされたのです。代表的な露見切迫の事態の例が、米国で1989年に公的保険に関して医師の利益相反状態がスターク法で規制された時が最初で、2度目が日本の国民皆保険制度を見習うためにクリントン女史が来日した1994年のことでした。

彼女は記者会見もせずに、同席した通訳者に「こんな日本の医療制度は参考にもならない」と漏らしただけで帰国したのです。この台詞が、「こんな安い医療費で医療を賄う崇高な姿勢の医師は米国にはいない」と拡大解釈されて巷間に広まったようです。

彼女が気づいたのは、米国で公的保険に関して規制されている医師の利益相反状態でのゼニ勘定の医療が、国民皆保険制度の下で日本で広く実践され、またゼニ勘定医療を抑制できない日本の医療施政に国中の関係者の皆が隷従している姿です。彼女は言葉を失って、日米関係を損えない立場から、短い台詞になり、当たらず触らずのスピーチが、日本の医師の姿勢を礼賛し、米国医療への悪いイメージを植えつけ、日本の仕組みタブー化策謀を後押しした結果になったのです。

現行の仕組みの不合理さ、あるいは「タブー化策謀」の露見を恐れていた行政側にとっての最大の危機がありました。医薬品に関する臨床研究が先進諸国で活発化して浮上した利益相反問題に対してわが国が関連諸学会に「臨床研究についての利益相反に関する指針」を作成させた時でした。「厚生労働科学研究における利益相反に関する検討委員会」から、2008年に厚生科学課長決定として出された通達で、「狭義の利益相反を対象として扱う」と前置きし、「自分が所属し研究を実施する機関以外の機関との間で給与等を受け取るなどの関係を持つことを言う」とする定義を押しつけたのです。

この通達には、「利益相反問題に関する論議を臨床研究に限り、普段の診療が関わる利益相反問題への踏み込みを禁じた」言論統制の思惑が含まれ、「日本の医療に関する利益相反問題は、臨床研究の関係者だけ」とする偏った認識を国中の医療者に植えつける結果に至ったのです。

これに対して関係者、そしてメディアと国民がどう振る舞ったかですが、国側の目論み通りになった例に2014年の降圧剤ディオパン（バルサルタン）のデータ改ざん事件があり、臨床研究関係者だけの問題に絞られ、この薬剤を含めて、普段の診療での利益相反問題は話題にされなくなっています。

こうしてわが国では、利益相反問題絡みの事件・事故などに関しても、医療論議が根源問題に深まらなくなり、いわば医療に関して言論統制に陥っているわけで、利益相反行為絡みで起こる問題が深刻化する運命を背負っているのが日本の医療であることに注意し続けなくてはなりません。

臨床研究が盛んになった背景には、科学的根拠に基づいた診療行為、換言すればEBM（Evidence-Based Medicine）の必要性が叫ばれるようになったからで、たとえば薬物療法で用いる薬の選択を、医師の専門性と患者の希望とをベースにして、両方が納得し合える最善な治療法を決めることの大切さが強調されます。

薬物については、科学的根拠の臨床試験の結果が重視されるわけです。

最も厳格な臨床試験が、無作為比較試験で、調べる新薬と偽薬とをくじ引きで割り当てて、担当医も患者も、両方が新薬と偽薬のどちらが割り当てられているか認識できない状態での臨床試験です。

くじ引き割り当てで、新薬と偽薬のどちらが当たったかを、担当医、あるいは患者が知っていては、贔屓心の影響が避けられませんし、患者本人が偽薬を使われていることを知らされては、経過への悪影響が避けられません。

偽薬ではなく、これまでの薬の中で最善のものと新しい薬との比較試験にすれば、医師と患者にとって納得し易いものになりますが、医師にとって倫理的に問題がないとは言えません。

また効果が少ないと判断された薬剤の売り上げは減少することになりましょう。

既存の複数の薬剤の中で、知られている薬剤の効果、副作用、病状、病勢などの全部を総合判断すれば、これがベストと思い付くものが全くゼロということは少ないはずですから、一方で効果が未知の新薬との無作為割つけには、倫理的な疑問も持たれることにもなり、臨床試験に必要な数の患者が集められるかの問題も大きくなります。

お産の半数が小施設で扱われ続ける裏事情

お産の約半分の約46万人（2015年）が専門の小病院・開業医で、その約半数弱が常勤医1人で扱われますが、西欧諸国では大出血に備えて、輸血準備のある中〜大病院が原則です。

妊産婦死亡率は、出産10万件に3・8人（年間：約100万のお産で38人）と低いとされていますが、2016年12月に発覚した今治市の産婦人科医院の複数死亡例で、日本産婦人科医会への報告は1件だけでしたから、公表されている妊産婦死亡率に疑問が出される余地が残されているかも知れません。また厚労省研究班が２０１６年度のお産での出血死亡例について調査できた16例中の中で10名は輸血があれば助かったはずとした報告がありました。この例からすれば、お産を中～大病院だけにすれば、改善の余地が残されているのではないでしょうか。

自然分娩のお産は、曜日とは関係なしで早朝が多いのですが、医療者側の都合が影響して、「計画分娩（誘発分娩）」や無痛分娩の麻酔などから、火曜日の午後1～2時が最多です。

計画分娩で使われる子宮収縮剤による子宮破裂、赤ちゃんの低酸素、ひいては脳性まひの発生の問題が大きく残されています。ＮＨＫが２０１５年３月に取り上げた『「子宮収縮薬」使用し過ぎ注意』の後も過剰使用の事故が繰り返されます。

厚労省研究班の調査で、「脳性まひ児への3千万円の産科医療補償制度で補償を受けた１８８例中、陣痛促進剤使用が29・7％の56例、その73・2％、41例が過剰投与」でした。

こうしたお産に改善余地があることに気づかれないためだったのかはわかりませんが、出産事故原因分析報告書の要約版の閲覧が２０１８年に停止されました。しかし、停止に批判が多かったためでしょうか、２０２０年7月3日に、全例公開を再開する方針が決められたようです。

無痛分娩の麻酔での母子の重大事故も相次いでいます。不思議なことに、大新聞に米国の麻酔医ウィリアム・ケイマン氏による指針作り推奨の論説が掲載されました。指針ができるまで無痛分娩の希望者を抑制したい思惑の表れで、一方で指針作りの提唱で問題が解決する錯覚を与えようとした日本の誰かの意向であったように思われてなりません。

お産の半数が小施設で扱われる裏事情

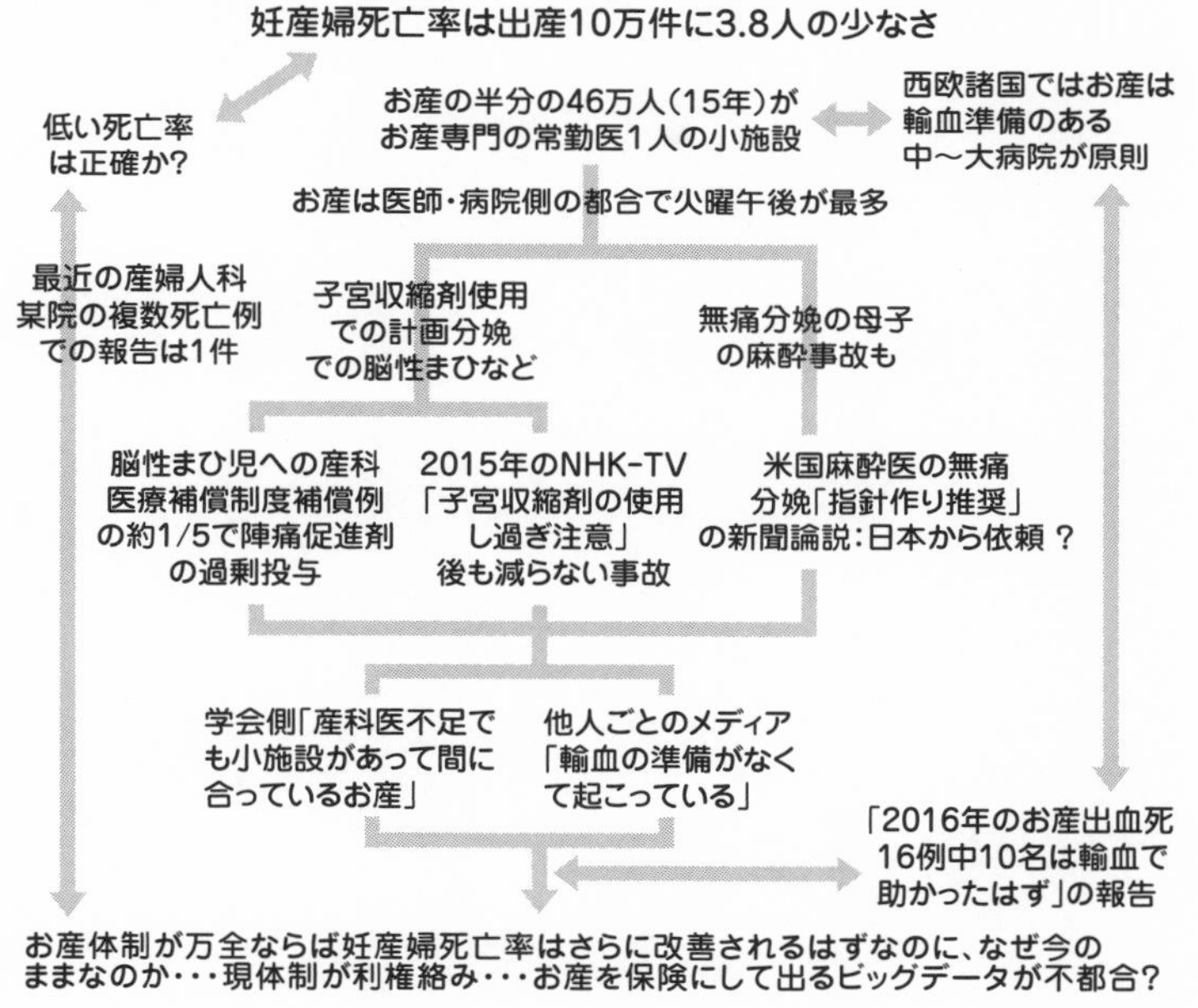
妊産婦死亡率は出産10万件に3.8人の少なさ
低い死亡率
は正確か？
お産の半分の46万人（15年）が
お産専門の常勤医1人の小施設
西欧諸国ではお産は
輸血準備のある
中〜大病院が原則
お産は医師・病院側の都合で火曜午後が最多
最近の産婦人科
某院の複数死亡例
での報告は1件
子宮収縮剤使用
での計画分娩
での脳性まひなど
無痛分娩の母子
の麻酔事故も
脳性まひ児への産科
医療補償制度補償例
の約1/5で陣痛促進剤
の過剰投与
2015年のNHK-TV
「子宮収縮剤の使用
し過ぎ注意」
後も減らない事故
米国麻酔医の無痛
分娩「指針作り推奨」
の新聞論説：日本から依頼 ？
学会側「産科医不足で
も小施設があって間に
合っているお産」
他人ごとのメディア
「輸血の準備がなく
て起こっている」
「2016年のお産出血死
16例中10名は輸血で
助かったはず」の報告
お産体制が万全ならば妊産婦死亡率はさらに改善されるはずなのに、なぜ今の
ままなのか・・・現体制が利権絡み・・・お産を保険にして出るビッグデータが不都合？

無痛分娩は西欧諸国で6〜9割（米国で8〜9割）、わが国では現在2〜3割と推察されます。

産科関係者は、「小規模施設でお産をするから、産科医不足でもお産が間に合っている」、またメディアはお産出血死例について、「そうした病院では輸血の準備がないようだ」と他人事で済ませています。お産を巡るこうした言い分を、どう解釈するべきでしょう。

シビアに勘ぐれば、お産の自由診療への据え置きは、国税総額に近付いている医療費総額に気付かせないために、お産の費用を国の医療費カウントから外しておく隠蔽策なのかも知れないのです。

輸血準備のない施設のお産で産婦が命を落とし得るなどの現実から目を逸らし続けては、中国での悦々ちゃん事件以上の自分ファーストの行動を、日本が医療の中で医師・医療者が続け、社会がそれを許していることなのです。

医師・医療者が人としての生き方の範を示さなくなったことが遠因になって、多くの事件が起こってしまう日本社会になってしまっています。

この人心の淀んだ流れを断ち切るには日本社会の価値観を大きく変える覚悟を決めるのが今ではないでしょうか。

第5章

誰が日本医療の「ゼニ勘定」を蔓延させたのか

日本医療が浸っていった自己中でゼニ勘定の世界

太平洋戦争の後の日本社会では、ゼニ勘定の上手な人が一番偉いとする経済一辺倒の空気に覆われ、一方で医師を優位に扱う社会の背景もあって、医師が「名か、利か」の価値観に基づく姿勢を強めることにもなりました。

その結果、医師は技と心を磨く医師性善説に相当する時期を経て、次第に「利」の価値観が重くなり、遂には医師性悪説が当てはまる診療姿勢になる医師の存在も否定できませんが、多くの医師が、名も心も徹底しきれず、医師性弱説レベルにとどまっていることが救いです。

端的には医師は志をまっとうしようとする前半期を経て、次第に現実の医療界になじむ方向に転ずる方に動いていると映ります。

宗教心に乏しい日本人社会が儒教の教えからも遠去かって、経済一辺倒の空気に包まれただけでなく、最も大切な人間尊重の精神をすっかり忘れてしまったかのようです。自分ファーストの姿勢に徹して、本音とタテマエを使い分け、真心で支え合う人間社会のあり様を忘れ切った者の集団に日本がなったように感じられてなりません。以前には想像もできなかった人権・人格・尊厳の相互認識の欠如による事故・事件が多発化し、諸外国よりも深刻化しているのではないでしょうか。

2016年7月に起こって19人が刺殺された相模原殺傷事件の犯人は、精神鑑定で「自己愛性パーソナリティー障害」とされ、裁判での争点が被告の責任能力の有無に絞られ、メディアもかけがいのない命……論に終始し量刑判断で終わりそうです。

昨今、日本中が政治家や国会議員以下、医療者さえも含めて、多くの者が「自己愛性パーソナリティー障害」レベルに陥っているようです。自分ファーストの姿勢を抑え、ケアを受ける側の目線が不可欠な医療・看護・養護・介護で、人としての尊厳を互いに認識する姿勢が完全に失われた事例が増え続けています。その代表例が横浜市で起こった患者投げ捨て事件で、また先ごろ保育園で2歳児に向かって「死んでしまいなさい」の発言さえ出されるのが現実の日本社会です。

日本の医療行政側と関係者が、医療・医業の仕組みを見直せないと決めつけて、その目的に好都合な方々を選んで有識者による専門委員会を立ち上げ、根源問題に深めさせない論議を交換させ、それに則って長期計画のない「未必の故意」を繰り返す医療施政に終始してきたように振り返られます。

一方で偽装・隠蔽工作によるタブー化策謀を展開し、この国を医療に関する言論統制国家にさせ、国民の多くが何が医療の根源問題か、その根源の原因の在り処を見失わさせられて、世界一医療の話を信じ込まされてきたのです。こうして国中のほとんどが仕組みタブー化派になり、医療の収益事業化に歯止めが掛からなくなり、収拾がつかない状況に陥っているのではないでしょうか。

医学・医療・看護関連の諸学会で、間口が広がり、論議が量的に増えたものの、実質的な質の乏しいものが少なくなったように感じられてなりません。

患者の尊厳認識ロスの医療が定着し、その悪循環に陥いる一方で、医療行政側を筆頭に、医療者も国民も一緒になって民主主義国家の国民としての自覚を失っているのではないでしょうか。またこうした日本の空気には「同調圧力」の影響か大きくなっていることにも気付くことが大切です。

小泉元首相が厚生大臣の時の厚生次官、吉原健二氏の「医療費を値上げしても、良心的な医療機関を救うことにも、医療者の待遇改善にもならず、院長夫人の毛皮に変わる」と、本音をもらしたとも思える発言について、当時の武見太郎日本医師会長が、わが国の精神病院経営者を「牧畜業者」と形容した、本音に則った発言は今も語り草になっています。

現在、わが国では、国会議員、官僚、有識者、社会の指導層、その上、メディアまでが、本音を晒すことを躊躇して、自分ファースト姿勢に終始する方々の集まりになったかのようです。

医療界の方々と医療問題に詳しい国会議員などの集まりに、医療ジャーナリスト高田和男氏が中心の高田塾は、２００９年3月以来、日本記者クラブで開催され、２００９年3月の第1回テーマ「医療崩壊」で癌研名誉院長武藤徹一郎氏が「臨床研修制度のあり方等に関する検討会から見えてきたもの」、私田島知郎が「医療崩壊が止まらないこれだけの理由」を担当し、本音をぶつけ合いました。

その8年後の２０１7年1月の会合では、医療行政を巡る話の中で、共産党の小池晃書記局長が「ウソ偽りの政治……」、阿部知子衆院議員が、「底が抜けている……」、「信なくば、立たず」とコメントしましたが、なぜそうかの話には踏み込むまでには至りませんでした。

また昨今、大新聞にはタテマエ論が目立ち、たとえば「皆で皆保険を守るＤＮＡ継ごう」とありますが、こうした姿勢は、医療だけでなく日本中のあらゆる業界に溢れているのではないでしょうか。

また群馬大病院事件についての日本外科学会の調査委員長も、「患者のために最良の方策は何かを考えるのが医師の使命、それが今、失われていないか」と語ったものの、なぜそうなったかの原因に踏み込まずに済ませました。医師の姿勢が社会の中で及ぼす影響の大きさ、そのために医師が背負っている生き方の範を示す責務にまで踏み込んでほしかったと思っています。

「患者様呼び」でわかる医療論議を先送りする日本の医師権力

日本経済のバブル後、目立つようになったのが過剰診療で、これに対して医者叩きが始まり、矢面に立たされた医療者～病院側が始めたのが患者を「患者さま」と〝さま〟つけで呼ぶことでした。患者をお客様扱いし低姿勢を装うことで、医者叩きの声を静めるための懐柔策にほかなりません。

これに対して、国側が賛意を表したかのように、換言すれば仕組みを見直す必要性を国民に感じさせないために、2011年に厚労省が「国立病院等における医療サービスの質の向上に関する指針」を国公立病院に通達したのです。病院向けの連絡文の中で、同じように『患者さま呼び』を推奨したのです。お客様扱いが過剰診療を煽る結果になることを行政側としては承知していないはずがありませんので、多くの方が不思議な思いをさせられました。

実は国側が、医療者～病院側による懐柔策の効果が不十分と判断したように勘繰られます。『患者さま呼び』の推奨は、同時に国側も地方自治体側も、抱えている公的病院の費用負担によって追い詰められていることを示唆したのです。『患者さま呼び』による過剰診療によって、少しでも多くの公立病院の財務破綻を先延ばししたい願いの表れでしょう。

たとえば最近、東京都も年間800億円の穴埋めをしてきた都立8病院を独立法人化する計画を発表しましたし、さらに別の6病院もその方向で検討しているようです。

それと同時に、収益事業化した医療をコントロールできないこと、そうなる不合理な医療・医業の仕組みに論議の矛先を深めさせたくないこと、さらには問題を先送りさせしようとしていることを暗に白状したことでもあったのです。

さらに2012年にはメディアが新聞コラム（読2012年6月29日）に『患者さま呼び』の見出しで、「医療現場 過剰な丁寧さ」を掲載しました。「丁寧過ぎては医療論議が深まって、広告料などで潤っている自分たちにも不都合である」と暗に告白したとも解釈され、メディアが、不合理な医療・医業の仕組みのタブー化策謀派に仲間入りしたことの表れでもあったのです。

「丁寧過ぎては医療論議が深まって、広告料などで潤っているので、不都合である」と暗に告白して、結果として間接的に過剰診療を暗に後押ししたのです。

不合理な医療・医業の仕組みのタブー化策謀派に仲間入りした証ではないでしょうか。

こうして関係者の皆が後押しをして、看護師、医療技師も、医師の上から目線には追従せざる得ない状態が続いているのですから、日本の本質はあまり変わらずに、いわば医師の身分が一番高いような医師優勢文化とも呼べる状況で今に至っていると解釈されましょう。医師が優位に振る舞い、患者が医療者側のパワハラを感じる身近な例として、近所の医者で一か月分しか出せないという医療機関の窓口での言い分に、なぜかと聞けずに、電車賃700円を払って病院まで3ヶ月分を貰いに行くことで、支払いがトータルで大違いと訴える患者も現実には存在するのです。

そもそも医療は商品なのでしょうか。医療も経済活動であるから、ゼニ勘定が入り込んでも仕方がないわけで、ヒポクラティス時代に貧富の差があったことで受ける医療に差があり、だからこそ「ヒポクラティスの誓い」が必要であったと解釈するべきではないでしょうか。

わが国では医師に医療の勘定までが許され、ゼニ勘定が肥大化した一方で、関係者の進歩への努力によって、多くの人に医療の恩恵を受けて貰うために多くのイノベーションが積み重なったのが医学・医療の現状です。

ただわが国の場合、安く医療を広く受けられる状態になったために、技量の進歩や低額化への努力が万全でなくても、国民が医療を受けられる仕組みとして安定し、一方で医師・医療機関がゼニ勘定を常態化させ、その分、患者目線を失ってしまったのが日本の医療ではないでしょうか。

急患を受けるしっかりした病院が少な過ぎるわが国の大問題の表れが2008年の「妊婦たらい回し事件」であり、その根源問題を見直す提言をせずに、死因が脳内出血であったことから当時、日本での脳外科医の少なさが云々されましたが、そもそも脳外科医の養成数は人口当たりで米国の3・4倍もあるのです。

問題を先送りして、医療のチグハグさがまとまって、一挙に噴き出したのが新型コロナ禍です。医療の公益性を鑑みて、病院や医療機関のあり方、医療のあり方を根底から見直す絶好な機会が今の新型コロナ禍ですが、不思議なことに、誰一人この辺りに、医療論議を深めることを提言する方は出てきません。

なお余談ですが「名」を残そうとする医師は海外にもいるようで、移植肝に電気メスでイニシアルをつけた英国の外科医が傷害罪になりました。なお米国で私も、銃で撃たれた患者さんの手術では裁判での証言用に摘出した弾丸にメスでイニシアルを残しました。

「世界最多の病院・CT数＝世界一医療」と宣《うた》う製薬＋メディアの下心

ほとんどの国民が、医療者も含めて「世界一の医療」と間違って理解していることについて、その背景と経緯を見極めましょう。

このベースになったのが、２０００年にＷＨＯが保健衛生システムとしての目標達成率が世界一と（２０００年版の世界保健報告）で発表し、この評価が好都合な関係者によって、診療内容も含めた世界一の医療と拡大解釈されて拡散した、と理解するのが素直でしょう。

この拡大解釈が医療行政関係者による一連の仕組みタブー化策謀を支える土台になったようです。医療問題、医療事故・事件の多くが原因追及を深めれば医療・医業の仕組みに辿り着くにも拘らず、そこへの踏み込みが避けられる結果になっているようです。

「倫理軽視 現場の実態」、「患者本位の医療を再生させよ」、「氷山の一角のこの事例を全ての医師や病院は他山の石とすべし」などの論説が繰り返されますが、不合理な医療・医業の仕組みに触れるものは皆無です。

たとえば群馬大学病院事件に関する一連の報道で、読売新聞医療部の群馬大手術死問題取材班代表・高梨ゆき子氏たちが新聞協会賞を受賞しましたが、医療の根源問題に踏み込まなかったことが受賞理由であったように感じられてなりません。また読売新聞論説委員の阿部文彦氏による「日米医療制度の岐路」の論説（２０１７年9月14日）には、『医療は公共財』のＤＮＡが薄まれば、医療費の増加に歯止めは掛かりにくい」、「皆で皆保険守るＤＮＡ継ごう」とありますが、善のＤＮＡはすでに失われているのではないでしょうか。

さらに読売新聞の適正報道委員会による記事適否を判断する要件に、「思い込みや偏った見方に陥らず事実の妥当な評価ができているか」とありますが、現行の仕組みを前提にした偏った論議に終始し、仕組みタブー化に向く偏った報道姿勢、根源病巣への踏み込み回避姿勢が本物の医療改革の壁ではないでしょうか。

メディアによるタブー化策謀への後押しの例に、海外から学ぶべき仕組みをイメージさせない作戦として、２００７年6月に公開された米国映画「シッコ（ＳＩＣＫＯ）」があり、「テロより怖いアメリカ医療」、「米国医療は絶対悪」のイメージが日本に植えつけられました。

国中が根源問題に踏み込む本物の医療改革を仕方がないと諦めてしまったようで、たとえば昨今の驚かされるほどのテレビや新聞広告の薬剤関係の広告の多さから推察されるのは、メディアは製薬業界の広告料収入との関係で利を求める立場で、製薬会社とメディアは、診療行為が利益相反行為になっている機密に関しての隠蔽仲間で利を分かち合っている戦友とも言える間柄ということかも知れません。

メディアが正義の守護神役を放棄したともとれる例が2018年の夏に起きた東京医大の裏口入学医療事件でありました。文科省関係での解明過程で浮上した多数裏入学リストが出てきたのに、メディアがリードしたのでしょうか、問題を主に男女差別の問題として国中を巻き込んで寄付金絡みの医業世襲制に蓋をしてしまったのですから、日本の医療、そして日本社会の将来をメディアに託し続けることに無理があるように感じられてなりません。

こうして過剰診療～過剰投薬の問題が日本で大きくなっていますが、ここで過剰な検査の例として、無用な放射線検査について見ておくことにしましょう。念のためと医者に言われれば、患者側は断り難いものですし、検査してたとえば骨折がないことが分かっても、医療費の請求書であるレセプトには「○○打撲、○○骨折の疑い」、などと記載すれが、検査料として支払われるのです。

放射線の被曝量について、一部の専門家は「100mSv未満の被曝で発がんリスクが増加する証明がない」と主張しますが、逆に「発がんリスクが増加しないという証明もない」のです。

世界各国の医療用放射線による発がんリスクの率の推計した結果の少し古い報告が、英国（BJM）にありました。諸外国ではせいぜい1％以下の程度に抑えられていますが、日本ではがんの発症率が3・2％とされました。

このがん発症率が、死亡率にもそのまま相関すると仮定しますと、わが国では約70万人、日割にすれば毎日、日本では1014人が、がんで亡くなっています。その3・2％は約32・4名になります。つまりわが国では毎日、医療用放射線が原因で、がんを発症し、そのがんが原因で毎日32人が亡くなっているのです。

放射線による発がんは起こるとしても、何年も先の話になるのですから、いつ受けた放射線によるかは特定できません。本人も家族も念のためにと言われて、簡単に検査を受けるパターンが日常化し、当たり前になっているのが日本の医療で、結果として、諸外国の3〜4倍もの被曝を医療で受けているのです。

裁判所までが避ける医療根源問題への踏み込み

最近、テレビで知ったのですが、日本人の国民性の中には、人の尊厳認識ロスが実は根強く古からあったことを推察させる話を振り返ってみましょう。太平洋戦争末期の米軍による東京大空襲で、約10万人が亡くなって、両親を失った幼児が伯母に引き取られ、その伯母から「お前も空襲で親と一緒に死ねば良かった」と言われた言葉を生涯忘れずに生きる辛さを味わい続けた女性の話です。

ただそれにしても昨今、日本社会の中には、人の心を失った、人権無視の事件が多過ぎて、耳を塞ぎたくなるニュースばかりです。なにしろ前にも触れましたが、高齢の被介護者虐待を繰り返した介護者が「面白かったからやった」と言い、保育園の職員が 幼児に「死んでしまいなさい」、「文句あるのかよ」と口走る現実からすれば、日本の社会が、とんでもないことになっていることに気付く必要性が大きくなっているのではないでしょうか。

こうした情況は、人の尊厳の相互認識ロス社会の表れですから、家庭教育、幼小児教育からの見直し、社会正義を見張るメディアのあり方、さらに法治国家のベースを担う裁判所のあり方についても、民主主義国家の国民としてしっかり考えたいものです。

座間で2017年に起こった9人の連続殺人事件は政府の関係閣僚会議でも取り上げられ、国内だけでなく、海外メディアにも大きな影響を与えました。日本という国が人権問題の論議で済まされない人間・人格の相互認識ロスの社会に陥っていることが懸念される事件でした。

人間社会のあり方、幼小児時代からの次世代育成のあり方に及ぶ徹底した論議の必要性を社会に訴えたのではないでしょうか。その前年、2016年に相模原の障害者施設「津久井やまゆり園」で入所者ら45人が殺傷された事では裁判員裁判で死刑判決が言い渡されました。

ナチス・ドイツ紛いの優生思想「意思疎通のとれない重度障害者は人間ではない」、「弱い者、劣った者は排除した方がいい」という考え方による事件が現代の日本で起こったのです。

被告がこうした考えを強めるに至った経緯を見極めなくてはなりませんが、彼を生み出した日本社会のあり方を国中の皆で考えることを蔑ろにしてこの事件を風化させてはなりません。

人類史上で最大の人間無視のユダヤ人大虐殺が、現代の我々と途方もない昔のことではないことを実感していただくために私の米国での仲間の話を紹介しましょう。

ナチス・ドイツによって６００万人もの犠牲者を出し、「全てを焼きつくす、焼かれたいけにえ」という意味のギリシャ語が語源で、「ホロコースト」と呼ばれます。

アメリカのホロコーストと広島、長崎の原爆と比較することが乱暴な議論であることは承知していますが、いずれも人間の尊厳を無視したような行為であったことは共通しています。

広島・長崎に投下された原爆による犠牲者の数について、アメリカ側の数字は11万7、０００人ですが、日本側の推計では50万人にも及ぶとされています。広島・長崎の原爆は人類史上初めて、実際の戦争に使用された核兵器ですが、その後も戦争に使われた例はありません。その大きな理由には核兵器の非道性・残虐性にあることは明らかだと思います。アメリカは原爆を使用したことについて、戦争を集結するために有効な戦略だったと説明しますが、なぜ、ドイツに対して原爆投下を選択しなかったのかについては明確な説明はありません。ホロコーストはナチス・ドイツのユダヤ人に対する人種差別の結果ですが、米国の日本への原爆投下にも人種差別意識がなかったとは決して言い切れないように思います。

トランプ大統領の4年間に強まった米国社会の分断や人種差別問題がコロナ禍で一層クローズアップされることになりました。欧州では、コロナ禍をもたらした元凶とばかりにアジアの黄色人種が一括りにあからさまな差別を受けたとの報告が相次ぎました。

敵をセットし、敵対意識や憎悪を煽るような手法が許されるべきではありませんが、わが国でも似たような風潮が感じられてなりません。

医療の言論統制を正当化する最高裁の「理論統治行為論」

ここまで見てきたように、医療行政側によってわが国では医療・医業の仕組み周辺がタブー化され、その分、医療論議が制限され、いわば言論統制状態に陥っているわけですが、医療関係者も含めて国中の大多数がこのことに気付かない、意識しない、少なくとも問題視しなくなっています。

この国の医療に内包されている根源問題の周辺のタブー化が成功してきたことになりますが、そう誘導した要因、あるいは背景が複合的に作用してきた結果ですから、そのあたりを見ることが大切です。

まずわが国の行政の中心が官僚であり、官僚主権国家であることをしっかり認識しなくてはなりません。日本の医療が世界に類がないほどの国民皆保険制度が完備され、医療者も含めて国民のほとんどが世界一と信じ込んでいるのであれば、医療行政側が根源的な問題に踏み込む論議も抜本的な改革も、始まるはずもありません。

そこで巷間の論議は、表面的なもので済み、多少の問題が出ても表面的な対応で済ませられ、根源問題の先送りの繰り返しで済んできたのです。従って医療行政側としては、国民のために何かをしている姿勢を示すことが一番の目標になったと言っても過言ではありません。

医療の長期的な見通しなどもないままに、実効性の有無を問わず、法的規制の検討などの机上での繰り返しで済ませてきたようです。論議の繰り返しなどで増えた下働き事務量を処理し切れなくなった結果が、例えば先ごろの厚労省の手抜き報告ではなかったでしょうか。ではこうした医療施政が今回のコロナ禍で改善される方向に変わったでしょうか。

今回のコロナ禍で、第一章で見たように、保健所数が半減していた備え不足などの医療不備～混迷事態が噴き出たのですが、抜本的な方向転換の兆しが全く感じられません。

誰もこのチャンスに根源病巣に踏み込もうと考える者が出てこないばかりか、その必要性を主張する意見がどこからも出されないことです。

かえって偽装隠蔽のタブー化策謀の気配が強まったように感じられます。

医療論議が制限され、いわば言論統制状態に陥っていると考えざるを得ませんが、ここに大きく影響してきたものが、最高裁の理論統治行為論を適用して、言論統制派に与《くみ》することを正当化し、自らを納得させている関係者の方々の存在です。

私はこれまでも、高所からの見守役の政策大学大学院の教授方、元最高裁判事の友人才口千春氏、また最高裁で混合診療裁判について逆転敗訴させられた友人清郷伸人氏などとのやり取りから、医療を巡る論議に理論統治行為論が適用されていることを繰り返し確認してきました。

日本の医療界には、最高裁の「国家の基本に関する高度な政治性を有する国家的な事柄については、たとえ違憲性が疑われても、司法審査の対象から外す」とする考え方の浸透が広がっているようで、医療行政側による「不合理な医療・医業の仕組みのタブー化策謀」に仲間入りすることを正当化する上でこの最高裁の考え方が好都合であるように推察されます。

こうしてわが国では、問題の根源に向かう論議が影を潜め、その空気が関係者に次第に波及し、論議を深めない傾向が顕著になっているのが現状のようです。

ここに国民が屈し易い「同調圧力」の影響が加わったことが、本当の医療改革の妨げになった部分が大きく、日本医療の現状は問題の先送りが繰り返されてきた結果、と解釈することが素直ではないでしょうか。

日本人の行動パターンに大きく影響しているこの空気について、評論家の山本七平氏が１９７７年に著書『「空気」の研究』の中で「大きな絶対権を持った妖怪」と表現し、演出家の鴻上尚史氏はこの空気を「同調圧力」と定義しています。

この「同調圧力」が日本社会に多面的に影響しているようですが、とくに目立つのが医療関係で、その表れが医療が抱える根源問題に正面から取り組む姿勢を失っていることで、その様相が感じられた今回のコロナ禍を巡る論議であったように振り返られます。

声を上げない方々に推察されるのは、国民に不安を起こさせてはならないと決め込んで、こうした経緯と情況がベースになって、第二次世界大戦後の経済観念が最優先されてきた日本で、招来された一種の身分社会の表れの代表的な存在が医師で、その優勢文化が肥大化・固定化してきたのではないでしょうか。

第6章

人の上に医師を造りし
日本の医療の「病《やまい》」

ゼニ勘定医療の規制は日本版スターク法しだい

1959年からの25年間、日本医師会会長であった武見太郎氏を抜きに戦後の日本医療を物語れませんし、戦後の日本で4半世紀、大組織のトップを続けた方は他に見当たりません。武見氏の奥様英子さんは明治の元勲大久保利通のひ孫、また宮内大臣だった牧野伸顕の孫にあたり、この牧野伸顕の女婿が後の吉田茂首相で、吉田内閣の大臣候補者を打診して歩き、教えを乞うた新厚生大臣に「あなたの家庭教師ではない」と答えたなど武見天皇とまで呼ばれた話は尽きません。

慶大医学部を卒業し、相性が合わない内科の医局に配属され、提出した博士論文を、「感情の上からも審査できない」とした西野教授に、「尊敬しない教授から学位を貰わなかった、自分の誇り」と言い、「学問上の見解を異にする」と書いた辞表の書きかえを迫った医学部長や塾長に応じようとせず慶応を去り、理化学研究所に移り、湯川、朝永、茅、中谷などと知りあい、日本初の心電計を作成したメディカルエレクトロニクスの先駆者でもありました。

理研に籍を置く傍ら、1939年、銀座の教文館ビルに医療費を課さない診療所を開設し、金額による差別意識の芽生えを嫌って包み袋を自分では開けなかったという逸話があります。

戦後は、理研が作成した実験サイクロトロンを海中に破棄させたGHQに反抗的で、米国の医療政策を実施を迫った衛生局長サムスに、「戦争に負けたのは軍人であって医師ではない」と開き直った由です。医師の仕事を崇高なものと考え、官僚組織が「大学不名誉教授たちを集めて有識者会議を構成し、国民をあざむく工夫を審議させる」ことに反発し、診療報酬の値上げを渋る厚生省、その意を受けた中央医療協議会のメンバーに対抗する繰り返しの中で、「医師が厚生省の誤まった低医療費政策によって奴隷のように働かされている」と唱え、「診療行為ごとの値段を合計する出来高払い方式を物品販売する医師のようだ」と表現し、「医療資源の食い潰しになる」と予言していたのでした。

案の定、医療が収益事業化になる医業・医療の仕組みに国側が自ら固執し、国中をそこに呪縛させてきたことが元凶になったのです。医師会が賃上げ要求の労働組合化し、学閥・派閥・師弟関係などの旧態依然の医局制度が実質的に続き、権謀術策組と労働運動組、既得権益に拘って角を突き合わせ、誰からも理想の医療を目指す声が湧き出ない状況に陥って、今に至っていると言えましょう。

『武見太郎回想録』（1968年2月24日、日本経済新聞社）には、悩み続けた様相が綴られ、医師側の姿勢について、「彼らは満足することを知らず、何かを理由にカネが儲かることを狙っている」と記述し、経済一辺倒で真心を失い続ける日本社会を憂慮し続けたのです。

彼は最善の診療を提供する仕組みとして、地域で共同使用施設の臨床検査センターと、切磋琢磨の場になる医師会病院を設立させる夢を持ち、何か所かで始まったのですが、名を求める白い巨塔側の権謀術策組と利を求める労働運動組との間での理念と認識とが一致しない医療世界が、医療の理想像を共有できず、実践もできない現実があることで、現在もいくつかある各地の医師会病院は理想になかなか近つけずにいるようで、元はと言えば、日本の医療・医業の仕組みに問題があるのです。

昭和１９８０年6月第1回目の入院手術を受け、その際に気心の知れた記者に、「入院も手術も人生で初めてで、ベッドに入って、白い天井をながめ、お医者さんと看護婦さんにお世話になって、一日24時間が自分のものでないというのが、まず第一に感じたことだった」と語っています。「病気を治すために全時間も全生活もコントロールされることを厭わないお医者さん、それを委ねられるお医者さんをどうやって探すかは、非常にむずかしい」と言ったとも伝えられています。

彼は日本医療の救い難い現状そのものを嘆き、明治人の気骨と医師の使命感にあふれ、生涯タバコを吸わず、酒も飲まず、人脈の中で出会った、特に理科研の多くの方々の知恵を借りながら戦後の医療を苦労して支えたのが武見会長でしたが、医療の理想像を共有し一緒に追い求める仲間不足を嘆き、彼が一番、懸念していたのが、日本社会の中で失われ続けて来た尊厳の相互認識ロスであったように思い返されます。

誰も望まぬ日本医師会「白い巨塔？」の医療行政

「日本医師会」は、全国の開業医や勤務医およそ17万人が加入する公益社団法人で、大正5年に設立された前身の「大日本医師会」から数えて１００年以上の歴史を持ちますが、初代会長の北里柴三郎の目指した本来の理想の姿とは違ったものになっているのが現状です。

自民党の閣僚経験者からは、「その後の政局を占う」とも言われている日本医師会長の選挙が

２０２０年6月27日にあり、現役の横倉義武会長と中川俊男副会長との一騎打ちで、１９１票：１７４票で中川新会長が誕生しました。

その裏話を紹介しておきましょう。日本医師会の政治団体「日本医師連盟」は、自民党を中心に毎年、５億円?近くを献金しているようです。

２０１２年から4期8年にわたって日本医師会会長を務めてきた横倉義武氏は、地元の古賀誠・元自民党幹事長の後援会長を務め、麻生副総理、安倍前総理とも懇意で、このパイプで医師会と行政と間にはいわば蜜月関係が出来上がっていたようでした。

横倉氏は潮時と感じていて勇退する積りで、後任の心積もりは副会長を長年務めた中川氏と思っていたようでした。ところが、「横倉劣勢」の観測が政府与党にも出回って、自民党幹部からの意向を受けたのでしょう。

会長選挙公示を控えた5月31日に、横倉氏から「会長選挙への再チャレンジ」の連絡が出されましたが、最大票の東京都医師会を中心にした、「筋からすれば中川氏、一致団結してＮｏと言える本来の姿を新しい医師会で」などの声によって中川新会長が誕生しました。

日本医師会についての誤解があることについて知っていただきましょう。

国民のほとんどが日本医師会を、医師全体を代表する会であると間違って誤認しています。

このことは過去半世紀以上、日本医師会の会長は個人開業医、ないしはそれが発展した個人病院の院長であったことからも歴然としています。

医師会が開業医の団体であるのに、医療関係の大きなニュースを巡る意見として、大新聞には医師会長や会の幹部の意見が掲載され、国民はそれが勤務医も含めた医師全体の声として理解します。日本の医師免許証を所持している者の総数は２０１９年12月24日現在、32万７２１０人いますが、他の仕事に就いている方、高年齢の方も多いはずで、医療現場での実働数は正確には把握されていません。

日本医師会の会員数は２０１９年12月1日現在、１７２、７６３人で、医師全体の中での組織率は約5割で、しかも医師会会員にはＡ・Ｂ・Ｃなどと分かれ、大雑把には、Ａ会員は医療施設の理事長・経営者で、Ｂ会員は一般の勤務医、中規模以上の近所付き合い上で医療施設の病院が会費を負担している院長・副院長などの勤務医、プラス医師親子で一緒の施設での理事長以外の勤務医扱いの医師などから成り、このＢ会員の会費は低額で、まとめて勤務医区分としてカウントしています。

一般的にはＢ会員の勤務医は、医師会活動には元来、消極的で、このことは会長選挙の票になる日本医師会代議員に占める勤務医の割合が少ないことからも明らかです。

Ｂ会員の勤務医会員数は7万7千名で、全医師会員の46・7％ですが、医師会全体の代議員３５１名中で、Ｂ会員はわずか34名で、９・６％です。

日本医師会の意見に勤務医の声が反映されていないことから、開業医代議員会と勤務医代議員会を別々に設置する提案もありますが、勤務医の主体が修練中の若い医師も含めて、大学医局中心に群がる大学病院から大機関病院の若い医師が主流で、できれば白い巨塔の中心を目指したい方もいることから、医師全員加入の組織にして医師を代表する組織を作る目標を達成することには無理が大き過ぎます。

こうした価値観に大きな開きがある開業医と勤務医とを混同して、それをメディアが「誰も望まぬ「白い巨塔」の選挙」として取り上げる姿勢が何を意味しているのでしょう。グローバルな資本主義に世界中が翻弄され、特に日本社会でそれが目立ち、司法側までが流されて、利益相反医療の観点での判断を多方面で避けようとしています。

そうなった社会の中で、物事の是非の公平な判断を託したいメディアが、日本医師会長の選挙模様についての論説で、「白い巨塔」のタイトルで取り上げたことは、メディアまでが医師会の本質を適切に把握しきれていないことの表れのように感じられます。

一方で「医師全体の意見はまとまり得ない」ものと理解していると考える方が妥当かも知れません。仮に開業医と勤務医の意見が、理想の医療・医業を目指す方向にまとまって、医療施政を本来あるべきものに向かわせるプレッシャーになっては、現行の仕組みタブー化策謀を成功させ続けたい厚労省としては不都合でしょう。こう理解しますと、開業医と勤務医とを別の立ち位置に置いておくことが、医療施政の狙うところに合致しているかもしれません。

「ハダカの王様」化している男性医師優勢文化に乗る医師・医療者

世界の標準的な考え方からすれば、わが国の医療・医業の仕組みは日本ならではのものになっており、そこが医療の収益事業化の根源になり、医療行政側は根源を正すことを諦め、その上、不合理な仕組み見直しをさせまいとする仕組みタブー化策を成功させ、関係者の皆が、さらにメディアまでが仲間入りして護送船団化し、不合理な仕組みへの論議が意図的に避けられ、結果として「人の上に医者を造りし」ハダカの王様を誕生させ、医師優勢文化を肥大化させてきたのがこの国です。

今回のコロナ禍により、感染症病床の減少、あるいは保健所数の減少に目を瞑っていた医療施政の実態が露呈されたのですが、医療行政側を含めて誰もこのあたりに論議の鉾先を深めようとはしません、わが国では今、医療を巡る言論状態に陥っている中で、皆が本音とタテマエを使い分け、子供じみた「医は仁術」の理想論だけを振りかざしているだけのようです。

現状がそうなっていることに医師、医療者が気付いて、そこをどう正すかを考えなくてはならないのですが、世界の標準的なあり方の情報から遠ざけられている医師の大多数はハダカの王様になっていることに気づいていません。

因みに医師の上から目線は、諸外国でも共通しているところがあり、米語のＤｏｃｔｏｒｓｐｌａｉｎｉｎｇという用語は「男性型の説明：Ｍａｎｓｐｌａｉｎｉｎｇ」の派生語で、医師が上から目線になり勝ちの姿勢を揶揄る「医師型の説明」の意ですが、先頃の東京医大などでの入試での男女差別からすれば、「男性医師優勢文化」と表現するべきかも知れません。

医師をハダカの王様化した背景として大きいものに、医師が患者からは「お医者様呼び」、看護師からは「○○先生呼び」されることが伝統的に根付いた日本であることも背景として大きかったと振り返られます。医療や介護では対等な人格としての関係を互いに確認し合い、尊厳を認識し合うことが大原則で、逆に「患者さま呼び」も不適切です。

そもそも看護師が医師を先生と呼ぶことは本来、対等であるべきチームメンバーの一員として、おかしなことで、対等性を自ら放棄していることではないでしょうか。すぐには無理としても、看護師による「お医者様呼び」は医師の下僕であることを認識し、実践していることでもありましょう。育成に時間と金が一番かかる医師の時間を大切に使おう、そのために無駄遣いを少なくするためにその考え方を実践して患者側に暗に示唆している考え方も背景にあるのかも知れません。

日本の医師優勢姿勢が、諸外国以上で、わが国ならではの形であることは、ノバルティスのスイス本社社長が降圧剤ディオパン（バルサルタン）のデータ改ざん事件での謝罪会見で（2014年4月4日）、「日本の社員は、患者との関係よりも、医師を優先する傾向がある、欧米とは異なる。変革が必要」とコメントして、日本で医師優勢文化が肥大化していることを指摘したことが物語っています。

臨床研究に関わることで研究費絡みの「利」を求める医師と、薬乱売による「利」を求める製薬会社の社員とが結託して、そこにメディアが広告料収入との関係で自らの「利」を求める姿勢で絡み合って起こった事件が、降圧剤ディオパン（バルサルタン）のデータ改ざん事件でした。

医療現場と製薬企業との関係には濃厚なものがあり過ぎたと振り返られます。

毎年、病院や医局の忘年会では製薬会社に費用分担をさせ、カレンダーやボールペンといったものを折に触れて当然のように配布されてきましたが、時代の要請として、処方を誘引するほど高額でなくても、不正ととられかねない物品を提供すべきではないとする考え方が定着してきました。

国際的な製薬企業の団体の国際製薬団体連合会（IFPMA）が、2019年の1月に、コード・オブ・プラクティス（行動指針）を改定し、医療関係者に「職場で使用するような販売物品などの提供」を世界的に禁止することになったのです。また香典なども医療関係者への〝ギフト〟と見なされることになって、一切、なくなったようです。

なお医師優勢文化のこの国で、患者目線ゼロと疑われた歴史的代表例が、1968年夏の札幌医大病院での本邦初の心臓移植で、脳死判定と手術適応に疑問が出され、その影響は今も続いていることで、日本国内での臓器移植の数は非常に少ないのです。

米国での心臓移植の待機患者は現在は約700人で、自国民への移植が優先されますから、当然、日本からの患者への移植は後回しになり、費用は約3億5千万円もかかるようです。

自国での移植がすくないことを棚に上げて、世界一の医療などと自負していることは不自然でしょう。

日本が許容した「医師の医業経営」を規制している米国

日本では医師が医療の中での医業経営部分も担ってきたことで、医師の診療姿勢が時代とともに患者ファーストの診療姿勢から次第に離れ、自分、あるいは自院ファーストの姿勢で、価値観を「名か、利か」に徹する診療姿勢になってしまったようです。

医療・医業の仕組みの根幹に不合理さを心の底では感じていても、医療機関の生き残り競争の激しさが増す背景もあって、このあたりの状況について誰も言い出そうとしませんので、不合理な医療・医業の仕組みをタブー化する側に国中が与する結果になっています。

こうして昨今は日本中が、メディア、有識者、ジャーナリストまで含めて、過剰診療と広告料の恩恵に依存しているためでしょうか、社会正義の啓発役を放棄して、仕組みのタブー化派に与して、医療・医業の根源問題に踏み込むことを意図的に避けているようです。

医療機関を患者や診療行為の数によってランクつけを繰り返し、結果的に無用な診療行為を煽る結果も懸念されます。こうして医療界、薬剤業界、さらにはメディアが、過剰診療によって生き延びる当面の共存・共栄を呼び掛け合っているようにも感じられ、医療機関の数や高額医療機器の保有が世界一の医療の証であるかのように洗脳する側に回ってしまったようです。

現場の医師が医業経営者を兼ねていれば過剰診療に傾き勝ちになり、雇用医であれば、診療姿勢は医業経営者にどこまで逆ら得るか次第ですが、医業経営者が優位です。こうして日本では自営業の開業医も含めて、ほとんどの医師が収支勘定を優先せざるを得ない立場なのです。

外国の例として米国の医療ですが、米国で70~80年代に、医師仲間で検査センターや経営の傾いた病院に出資・経営する状況が出現し、公的保険のメディケア（高齢者の保険）とメディケイド（低収入者の保険）で規制したのが、医師の病院費取り込みを禁止する１９８９年のスターク法（Ｓｔａｒｋ法：Ｐｈｙｓｉｃｉａｎ Ｓｅｌｆ-Ｒｅｆｅｒｒａｌ Ｌａｗ）で、患者を自分が経営に関わっている施設に紹介することを禁じた法律です。

医師は原則、皆が病院に出入りする自営業の専門医（家庭医も総合診療医という専門医）で、高額医療機器は病院のものを使うのでオフィス維持費用は少なく、また出入りしている病院からの給与は受けていません。最近、いろいろと変化してきていますので、次章でも再度、取り上げることにします。

日本が見習わず損の米国医療の良いところ

医師が患者と病院収支とを天秤掛けする結果になる仕組みのために、過剰診療の常態化＋救急医療不備状態が招来され、乱立する中小病院の問題が大きくなった辺りについて、病院の規模・機能の違いを日米比較から感じ取っていただきましょう。

病院が３５０～４００床以上の規模で、近隣の開業医が病院に出入りするオープンシステムで

日本が見習わずに損をしている米国医療の良いところ

日本医療の現状・最善化パターン ⟷ 米国型（わが国で最悪と信じ込まされている）

↓

浮上する参考にすべき部分の多さ

	日本の現状	日本の最善化	望ましい最善化像	米国の現状
病院数（平均病床数）	約8500病院（158床）中小病院の乱立	開業医の病院診療参加で全科入院可能に	約3000病院（350床以上）	約5500病院（350〜400以上）
病院運営	◆非オープンシステム ◆大病院の診療はフルタイム勤務医による ◆大病院診療に参加しない開業医		◆オープンシステム ◆大病院診療への開業医の参加	◆オープンシステム ◆開業医による大病院診療 フルタイムの研修医が下働き
医師の区分	開業医と勤務医の区分勤務医		◆開業医と勤務医の区分撤廃 ◆開業医の設備負担の軽減化（病院機器利用）	◆専門医は皆、原則開業医で病院診療も担当 ◆開業医の設備負担の軽減化（病院機器利用）
医師による全医療費の管理	医師が全医療費を管理		病院費と医師費の別立て	病院費と医師費の別立て
過剰診療の懸念	勤務医も開業医も+++		−〜+	−〜+

医師による医業経営が過剰診療の温床 ⟷ 医学部教育にない経営学教科

↓

医師が自分の病院を持つこと、医療機関の収支管理も担うことが不適切

↓

必要な検討：医業経営を誰が担うのがベストか

運営され、ほぼ全科の入院診療が可能になる形が想像できましょう。自分と同じ科の専門医は、同じような立場で出入りし、互いに意識しながら、また両方を看護師たちが見比べていることも想像すれば、毎日が切磋琢磨の場であることが実感されましょう。

　自分が自分のオフィスで外来患者の診療中である時間帯は、いつも一緒に回診して実地診療を指導している研修医が入院患者を診てくれています。自分一人か、二人、三人で組んで開業すれば知識・智恵を分かちあえます。

開業医が病院の高額の診療機器を使用することで、自分では高額機器を備えずに済み開業医は端的には机と診察台があれば開業できるのですから、開業資金も負担になりほどにはなりません。個人開業のオフィスは小規模ですから、オフィスの施設費・人件費・維持費などに拘らず済みます。医療費が病院費と医師費とを別立てになれば、医師には病院の雇用関係がないのですから、医師は病院の収支勘定に拘らずに済みます。

こうして比較してみますと、実は見習うべき部分がかなりあることに気付かされます。医師が利益相反状態に置かれることの影響について、そこを是としてきたか、法的に規制したかの違いから、利益相反部分を最小限にする工夫をどう組み合わせるかなどによって、過剰診療を抑制することになることが分かります。そもそも医学部教育には経営の教科もありませんし、経営学の準備のない医師に医療機関のマネージャー役も兼任させることが理不尽であることも想像されましょう。

実は最近、米国では病院経営を製薬会社が始めたようで、医師にとっては製薬会社に雇われる形になることで、大きな懸念材料のようです。これまでも病院経営会社の経営者に医療が牛耳られる傾向が強くなってきた中、近年は病院経営会社が専門医に育成された医師がフルタイムで病院に雇用される例が増えて、経営者に患者目線を損なうレベルの診療姿勢に追い込まれ医師も少なくなっているようです。

わが国の場合、製薬会社と医師との間の緊密過ぎる関係が、メディアにもしばしば取り上げられ、過剰診療の要因として疑われた事例も少なくなかったことも事実で、諸外国に例を見ないほど日本の医療が収益事業化した背景には製薬会社の存在が大きかったことが否めません。

なおバイデン大統領に変わることで、オバマケアに近似する案が浮上しそうです。なにしろ米国では無保険者が２８００万人とも４千万人とも言われている米国では、コロナに感染して患者の医療費が８００万円にもなった話もあり、実際に個人破綻の原因として一番多いのが医療費の支払い不能です。

前述したように、医師が経営者を兼ねることとわが国の場合、多くの医療問題の根源的な原因になっているわけで、では医師に自分の病院を持たせないとすれば、医業の経営を誰に任せるかが大きな課題です。

医療も含めて一般常識が豊かで、私利私欲がなく、法的知識もあってバランス判断の良い経営者ということになり、超高齢社会の国民皆保険制度の医療を維持させる医業の公共性目線で物事を判断できなくてはなりません。現実的な妥協法として、わが国の医師の皆が真心を失わずに性弱説レベルに留まるようにすることになりますが、そのためにはまず、国中の皆が、医療の現状を正視して、根源から変える覚悟を決めるしかなさそうです。

第7章

どうすれば日本医療の「病《やまい》」から脱け出せるか

「医療費財政」編

医療体制のタブーに踏み込めなければ財政破綻？

厚労省側は今、「団塊の世代」が75歳に達し、65歳以上の高齢者が3人に1人になる「2025年問題」に対応するために、134万床あった病床数を2025年には119万床以下にまで削減することを2013年に目標として定めました。

それに従い診療報酬額算定の方法を診療行為を積み上げて決まる「出来高払い制度」を減らし、診療機関の諸条件、診断名・重症度・施行する診療行為などの組み合わせに応じて入院費をまとめて請求額が決まる「入院医療費の包括支払い制度」DPC（Diagnosis-Procedure-Combination）～DRG（Diagnosis-Related-Grouping）の方式などと調整させながら、「後期高齢化」に照準を合わせて、医療体制を再編・統合するとしました。

医療費総額が2040年には66兆円を超えるとの試算もある一方で、現実は収拾不能状態に陥っている医療ですから、根源の仕組みを見直さずにこうしたレベルの対策だけでは、医療費増、社会福祉費増に国が耐えられなくなって、国家財政破綻に終わってしまいそうです。

勘繰るつもりはありませんが、何か改善しようとする姿勢を見せて、国民の目先をぼやかそうとしてるだけのように感じられてなりません。なにしろわが国では、年齢別分布グラフが西洋棺桶型の超高齢社会になり、現在すでに100歳以上の超高齢者の数は8万人を超えていますし、1人当たりの年間医療費は、65歳未満で約18万円ですが、65歳以上ではその4倍以上なのです。

医療崩壊の危機！旧体制に執着する医療界の財政破綻の予兆

医療費社会保障費の急増で懸念される国民皆保険制度と国家財政の破綻

超高齢社会で年齢分布グラフが西洋棺桶型

25年に65歳以上の高齢者が3人に1人

年間医療費は65歳未満で約18万円、65歳以上はその4倍以上

医療での最優先は口先で患者、現場では病院側目線

全医療機関でエスカレートさせている過剰診療

「コロナ禍で発覚した医療崩壊状態」

42兆円超の医療費が税収総額を超過している疑い

本物の医療改革の必至化

行政側に疑われる医療費増の隠蔽工作

皆保険制度医療の理念の再認識

医療を平等に受ける権利の強化

需給両側の医療観念の偏り

公民目線の原点・視点の強化

医療を平等に受ける権利の強化

現状から抜け出す必要性の認識の共有

保険診療からの意図的な除外・・・
自由診療への据え置き
お産費用、歯科の金属材料費、義眼・義肢費用、
特別病室費、労災関係、・交通事故関係の医療費、
生活保護受給者の医療費、国75%・自治体25%
負担　正確に集計され医療総額に入っているか？

血液透析の事例で考える賢い選択

年間医療費透析者
1人に5百万円

国全体の年間透析費が
1兆6千億円

人工血液透析患者の2/3は
65歳以上（日経19・2・6）

透析新規導入例を10年後までに
1割減らす由
・・・この程度では話にならない

過去41年間、血液透析で命を
保った85歳女性の呟き
「2億円超の医療費を
使って良かったか」

＊ 口先での「患者>病院・医療者」ではなく「公共財認識の医療>患者>医療者」の視点で医療の在り方改革
＊ 各診療行為に関する厳格な適応設定

超高齢社会の中での最優先「公共財認識」

医療が利益相反行為になる根源問題である姿勢は医療施政側に全く感じられず、改革の矛先を向ける気配もなく、わが国の医療・医業の仕組みに踏み込む姿勢が全く感じられません。

表面的な診療費の算出法～計算法を変えることで、国民に何か改善しようとしている姿勢を見せることが医療施政の目的になってしまっていると理解せざるを得ません。

医療が収益事業になる根幹的な問題には手をつけず、従って日本医療の「過剰診療と医療不備」の流れを抑制しようとしないのですから、在宅医療の先達 佐藤智氏の明言「医療が収益事業になった国は他にない」の診療姿勢への呪縛から解放される見通しは、全く立ちません。

医療施政の歪みによる問題が蓄積し、乱立する私的中小病院の既得権への固執姿勢が強まるなど、呪縛状態に陥っているのに誰もそれに踏み込もうとしません。問題を直視し、多くの方々と共有することが喫緊の課題で、これが無くては何も始まりません。

こうした状態を認識するめには米国の政治学者パットナムの言う「共同体主義」の認識が医療の需給両方に不可欠です。診療現場での優先順位は現在、「病院＞患者＞公共財認識」が現実で、医療者側のタテマエ基準 では「患者＞病院＞公共財認識」の順優先です。超高齢社会の中での認識は、「公共財＞患者＝病院」であるとする方向に改めるべき時期がすでに到来しています。

まず公益資本主義の下では、医療施設も医師・医療者も、そして患者側も公的資源であることを皆で認識し、公共性の認識を皆で共有しなくてはなりません。このことは医療も需給の両側に求められます。

国民皆保険制度を維持するには、抜本的な改革案に踏み込まなくてはなりません。高額な検査や高額な薬剤使用を保険からの除外、混合診療の導入、患者条件、年齢上限による負担率の調整などが大切で、米国での賢明な選択（Ｃｈｏｏｓｉｎｇ ｗｉｓｅｌｙ）もしっかり参照しなくてはなりません。

先日は過去41年間、血液透析で命を保ってきた85歳の女性が、2億円超の医療費を使ってきて良かったのかと呟いていました。人工血液透析を受けている患者の約２／３は65歳以上で（日経２０１９年2月6日）、年間医療費は透析者1人5百万円、国全体の年間透析費が1兆6千億円で、現実に生命を維持している透析で維持している治療行為の中止を、誰かが一方的に止めるわけには行きません。

診療報酬制度の2年ごと医療者を敵に回さないように診療費関係を微増にして、医療用医薬品の公定価格を下げる「薬価下げ」が昨今実践され、安価なジェネリック薬（後発薬）の使用も促されてはいますが、最近の問題は、小野薬品工業のがん治療薬オプジーボや、スイス・ノバルティスの白血病治療薬キムリアなど超高額な医薬品が相次いだことで、こうした薬剤を保険適応にする動きが目立って遅れています。

新型コロナ感染禍で医療崩壊切迫状態に陥っている今こそ、目先の問題の根にあり、普段の診療での諸々の偏在問題の根源にある過剰診療と医療不備の原因になっている不合理さを直撃して正さなくてはなりません。

たとえばわが国では人口10万人当たりの医師数と医療費とを都道府県別に比較しますと、医師数が全国4位の福岡県では、医師が288・4人で医師一人当たりの医療費が61・7万円、医師数が41位の新潟県で医師191・2人で、医師一人当たりの医療費がは44・7万円と最少です（2016年10月22日）。

医療費は住民の数よりも医師の多さに相関し、地域医療費は医師が増えればその分が増えるわけで、医療を巡る諸々な不公平な原因になっている偏在状況を見事に表しています。

医療費総額が税収総額を超えていいのか

医療費が増え続けているわが国では、現在、医療費総額が税収総額に近付いていますが、このことを国民に気づかれないように、医療行政側がいろいろな工夫をしている疑いが年々強まっています。

実はわが国の医療費総額のカウント方法には問題があります。それは他国で当然のように総額算出対象となっている費用項目のうち、わが国では医療費総額から除外されているものがあることです。そもそも世界中のどの国にも共通した医療費とカウントする基準があるわけではありませんし、国のＧＤＰとの対比で数値が出されることで、共通基準によって医療費総額が比較されているかのように信じ込まれ勝ちですから注意しましょう。

医療費総額にカウントされずに自己負担しなければならない費用の代表的なものには、「差額ベッド代」、「先進医療にかかる技術料」、「入院時の日用品代、その他の雑費」などがあります。また自由診療分による医療費はカウントされませんし、労災関係、交通事故関係の医療費なども、別会計で医療費総額には含まれていないことになります。さらに生活保護受給者は、２０２０年4月時点で１６３万４５８４世帯（受給者数は約２１０万人）で、支給総額は3兆7千億円でしたが、また更に昨今が、コロナ禍で生活保護受給者が相当増えていますし、支給額の半分が医療費になっていますから、しっかり医療費総額にどうカウントされているかを確かめなくてはなりません。

もうひとつ医療費から外されている大きなものがお産の費用です。自由診療に据え置かれている一番大きな理由は、お産は病気ではないことにありますが、長年、慣例的に使われてきた口実です。政治家などには保険に変更する手続きが面倒であること、助産婦制度が一部で続いていることなどもありますが、自由診療に据え置かれている一番大きな理由として、産科開業医がらみの利権が最大と考えられます。今回のコロナ感染禍では、あらゆる業界で大きな改変が起こっているのですから、また超高齢者社会として、医療資源の最有効な活用方法を目指す姿勢が、特に医療費総額が税収総額に近付いている、あるいは税収総額を超えている可能性があるのですから、医療施政側には抜本的な医療改革が強く求められています。

コロナ感染禍を巡って浮上した諸問題を俯瞰して、医療本来のあり方をイメージしながら、不合理な仕組みによる医療問題の深刻さについての理解度、そこをタブー化している医療施政側の苦境の認識度が一様でないからです。

そこで、医療行政側~専門家・有識者、あるいは関係者会議などの間での論議、対応、説明などにチグハグさが目立ち、国民の多くが素直に割り切れない思いを抱いたに違いありません。

無理もありません。医療諸問題の根源的な原因「医療・医業の不合理な仕組み」を見直すことへの踏み込みを避けようとする姿勢ばかりが目立ったからです。

こうして国中が、タブー化策謀を後押しする結果としている中で、自分を正当化する立ち位置を模索しながらの言動になるわけですから、このあたりを理解してあげなくてはなりませんが、中には、医療劣化の負の連鎖に陥っている全体像とそうなる根源的な原因に関してすっかり諦めている関係者が増えているのが現実のようです。

医師の働き方の改革も始まろうとしていますが、こうした医療の全体を包括的に検討しなくてはなりません。たとえば勤務医の収入の約1/3がいわゆるバイトと呼ばれる外勤による現実も見据えて、医師偏在の問題とも併せて合わせて検討し、さらには医療の地域での完結化、標準化、均てん化に向けた再構築の計画立ても不可欠になりますから、根源的な地域強力なリーダーシップが求められます。

皆保険でどう扱う日米旧首脳を治した超高額薬

現在でも2020年東京五輪・パラリンピック組織委員会会長を務めている2000年~

2001年に内閣総理大臣であった森喜朗元首相は二つのがんを乗り越え、また2019年5月にはある新聞記者に、腎機能不全で2019年2月から週3回、血液透析を受けているとも打ち明けた由です。

首相になって間もなく、発見されたのが前立腺がんで、2015年3月に肺がんの手術を受け、その後、再発が見つかって始めた抗がん剤治療に悩まされ、体調が悪化し、数か月の命と言われていたようでした。

ちょうど運よく、ノーベル医学生理学賞受賞の本庶佑・京都大特別教授の研究から生まれた「免疫チェックポイント阻害薬」（商品名・オプジーボ）が2015年の12月に非小細胞肺がんにも適応となり、森氏はこれを知り、「思い切って俺の体でやってみろ」と命じて、この薬でがんが消え、体力が回復したのです。この小野薬品が米大手のブリストルマイヤーズと提携して辿り着いたオプジーボは、2014年に皮膚がん（メラノーマ）の治療薬として承認され、当時、100㎎で約73万円で、体重60㎏のがん患者が1年間使うと年3500万円かかる計算でした。

森元首相と言えば、憎めない失言で、世間を大いに和ませてくれました。

IT革命を、「イット」革命と読み替え、日米首脳会談の際、クリントン大統領に「How are you?」と言うようアドバイスされていたのに、いきなり「Who are you?」と言った由で、クリントン大統領が苦笑しながらも、ユーモアと受け止めたのか、「I, m Hillary, s husband.」と答えると、なんと「Me too.」と答えたとされていますが、この最後のところはある新聞記者の作り話だったとも言われています。

アメリカでも14年にメルク（Ｍｅｒｃｋ）が作成した免疫チェックポイント阻害剤キイトルーダ（Ｋｅｙｔｒｕｄａ）があり、２０１５年に前大統領、ＪｉｍｍｙＣａｒｔｅｒがメラノーマが脳に転移して数か月の命と診断され、治療費が3千万円のキイトルーダを使用によって、がんが消滅して今も元気なようです。

こうした超高額薬の適応が広がって、次々に他のがんにも適用が広がると、国民皆保険制度をこれからどう維持するかを真剣に考えなくてはなりません。

たとえば規模が小さい自治体の国民保険では、超高額薬が2〜3人に使われただけでも、破綻に直面します。しかも効果は１００％ということはなく、30％程度のがん縮小の有効性があれば保険使用が認められ、患者は効くという話を治ると理解します。

森さんについての追加話です。高校時代、ラグビー部の主将として活躍して、スポーツ推薦で早稲田大学へと進学しラグビー部に入部しましたが、体を壊してしまい、ご本人はラグビー部からの退部、ひいては早稲田大学からの退学も決意しましたが、当時のラグビー部の監督だった大西監督に「ラグビーだけが大学じゃないぞ、森君。縁あって早稲田に入ったんだ。早稲田精神を身につけて少しでも世の中の役に立つ人間になろうと君は思わないのか。将来、ラグビーに恩返しができるような立派な人間になってみろ」と言われて退学を思いとどまった話が今に伝わっています。

皆保険でどう扱う日米旧首脳を治した超高額薬

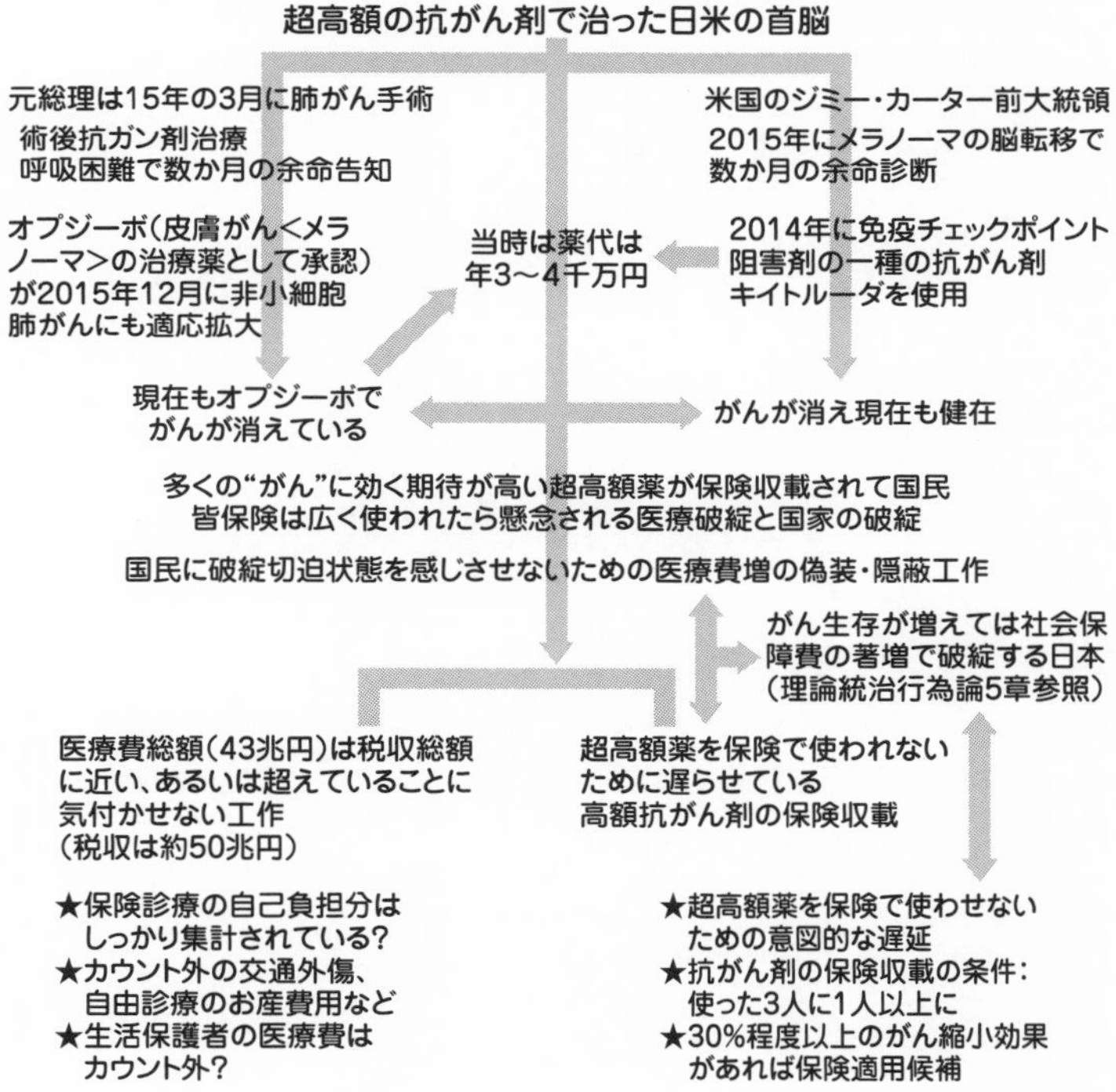
超高額の抗がん剤で治った日米の首脳
元総理は15年の3月に肺がん手術
術後抗ガン剤治療
呼吸困難で数か月の余命告知
米国のジミー・カーター前大統領
2015年にメラノーマの脳転移で
数か月の余命診断
オプジーボ（皮膚がん<メラノーマ>の治療薬として承認）が2015年12月に非小細胞肺がんにも適応拡大
当時は薬代は
年3〜4千万円
2014年に免疫チェックポイント
阻害剤の一種の抗がん剤
キイトルーダを使用
現在もオプジーボで
がんが消えている
がんが消え現在も健在
多くの“がん”に効く期待が高い超高額薬が保険収載されて国民
皆保険は広く使われたら懸念される医療破綻と国家の破綻
国民に破綻切迫状態を感じさせないための医療費増の偽装・隠蔽工作
がん生存が増えては社会保
障費の著増で破綻する日本
（理論統治行為論5章参照）
医療費総額（43兆円）は税収総額
に近い、あるいは超えていることに
気付かせない工作
（税収は約50兆円）
超高額薬を保険で使われない
ために遅らせている
高額抗がん剤の保険収載
★保険診療の自己負担分は
しっかり集計されている？
★カウント外の交通外傷、
自由診療のお産費用など
★生活保護者の医療費は
カウント外？
★超高額薬を保険で使わせない
ための意図的な遅延
★抗がん剤の保険収載の条件：
使った3人に1人以上に
★30%程度以上のがん縮小効果
があれば保険適用候補

第8章
どうすれば日本医療の「病《やまい》」を治せるか
「世界並み医療改革」編

医療改革はまず「医師改革」から

日本の医療の病《やまい》の本性・本態は、医療行政側と関係者とが不合理な医療・医業の仕組みをそのままにして起こる医療問題の深刻化をかなり認識していながら、それぞれの段階で原因になっている問題点を見て見ぬ振りで先送りしていることにあります。それぞれの段階での関係者による「未必の故意」の積み重ねた結果が現在の医療の実態で、国中の皆が気づかずに後押ししているのです。

わが国の医療では、公共財である医療資源に医師が群がって、自分ファーストの目先の損得勘定に終始する利益相反医療の小悪を実践し、医師の過半数が仲間入りして中悪になり、その集合体が医師会・学会などがシンジケートで、国民皆保険制度の下で医療が収益事業化した大悪になり、それを「診療報酬制度という官民談合の価格統制」によって尊厳ロス医療を実践してきたのですから大スキャンダルとも表現され得ましょう。

それぞれの段階で、根源的な問題点の在り処を認識しているのに、そこを正そうとせずに、見て見ぬ振りを繰り返した「未必の故意」の繰り返しの結果が医療の現状であり、さらに関係者の多くが根源的な問題点のタブー化策を弄し、加担してきたのですから、マフィア紛いの人権侵害の巨悪です。関係者の皆が現状を是として人権侵害の共犯者になっているのですから、英国歴史家アクトンの言う「腐敗する運命」に陥っているのは当然の帰結で、関係者皆の「未必の故意」罪ではないでしょうか。

米国では1989年にスターク法（Stark法：Physician Self-Referral Law）で、医師が患者を自分が経営に関わっている施設に紹介すること、ひいては病院費まで取り込む行為を禁止したのですが、日本では「医療機関で医師が病院費も取り込むこと」を許し続けてきたのです。このことが医師を利益相反状態に置くこと、ひいては診療が利益相反行為になり、ここが医療劣化の根源病巣として医療問題を多面的に深刻化させてきたのです。

そこで端的には日本版のスターク法を制定する話が浮上してきますが、利益相反行為になる医療を長年、許容し、医師の病院経営が当たり前になって、その権益が大きく固まって、しかもこの医業・医療の仕組みに国中が固執・呪縛し、しかも誰もここを問題視しないのです。

なにしろ日本には約8300もの病院があり、そのほとんどが私的施設でそれぞれが、利権絡みで生き残ろうとしています。さらに独立法人化されつつ公的病院も、収支向上に必死で、医療費増には歯止めが掛かりません。

ただスターク法を制定の論議を始めることで、医療が陥っている言論統制状態から抜け出す必要性に気付き、わが国の医療が抱えている問題の在り処を確認し、関係者の皆で問題の認識を共有すれば、本当の意味での医療改革につながる道筋を見出せる夢が膨らみます。

ちなみに米国では、一人前になった医師の一番の目標は開業する地域の住民に生涯を捧げることにあります。生涯を送ると決めた地の病院（しばしば複数の）と契約し、自分が外来で診ている患者の入院診療では、自分が主治医になり、研修医に下働きをしてもらって、朝夕に回診し、手術では

日本が許した「医師の医業経営」を規制した米国

	日 本◀ 医師の病院に経営を容認した日本、規制した米国	▶米 国
医師の利益相反状態と医療の収益事業化	主に民間が国民医療を担った医療整備・実践をベースに、利益相反状態に置かれている医師によって収益事業化した医療	◆医師の利益相反状態の最小限化に役立ってきた病院オープンシステム、法的規制など ◆非医師の病院経営者による医業の収益事業化
医師区分	開業医・勤務医の区分	◆専門医は原則開業医で病院診療も担当 ◆必要に応じて入院患者も担当する家庭医GP
医師の責務	患者診療・医療機関の経営管理	◆患者診療に集中する医師 ◆増加する病院雇用医の医業管理の負担増
開業医の設備投資	自営業で高額医療機器も自前で整備して多額	オフィスは小規模で病院機器利用で少額
医師は誰の味方か	医療機関 ＞患者（患者目線の低下）（口先では患者ファースト）	患者 ＞＞医療機関
医療資源の活用	◆専門医の開業による医師力のムダ遣い ◆過剰診療による医療資源のムダ遣い ◆過剰診療の一方、医療ニーズへの対応不全 〜 Unmet Medical Needs	医師がが生涯の専門医であることで医療資源のムダ遣いは少ないが、国民皆保険制度でないことの医療公益性・公共性に視点での不備
直面している医療諸問題と懸念が増している医療〜社会問題	◆医療資源（医療機関・医師・看護師）の偏在 ◆医療諸問題の先送り ◆官民結託の劣化医療への固執・呪縛の悪循環偽装・隠蔽策謀：世界一医療の誤認識の植付け医療費増による医療崩壊・社会保障・財政破綻の懸念	◆個人破産の最多原因が支払い不能の医療費 ◆低迷する医療保険加入者率（30〜40％） ◆増加する病院雇用医師の非医師の病院 ◆経営者による収益事業化への誘導と患者目線低減医療の拡大製薬会社の病院経営への参入

▶保険の種類、地方自治体・会社から補助の有無などで支払う金額に違いが出る

自分が執刀医になります。

米国の診療にアポインメントが必要になるのは、開業医が一日中、自分のクリニックに居るわけではないからで、また医療費が病院費と医師費に区分されているからです。

こうした仕組みになっていることで、若い医師の教育に携わりながら、専門医は生涯の専門医として一生を終えられるのです。

出入りしている開業医は病院雇用ではなく、医師は病院の収支勘定には責任を負いませんので、米国の医

師は病院よりも患者の味方であり続けようと努めます。

日本では医師が最初から最後まで病院の味方であるのに対して、大違いです。日本版スターク法制定と米国型医療導入で理想の医療への夢が膨らむのではないでしょうか。

ただ最近は、病院経営会社がフルタイムの専門医（ホスピタリスト）を雇用する事例が増え、保険会社などとの交渉をせずに済めば、病院経営会社に雇われる方を選ぶ医師が増えているので、このあたりを、米国の医師たちは懸念しています。

日本医療の改善の決定打 中小病院集約とオープンシステム

わが国での医療劣化の要因は、中小個人病院の乱立と、病院がオープンシステム（近隣の開業医が自由に大病院を手伝えること）で運営されていないこと、また開業医が病院診療に参加しないことにあります。医師相互監視の機会が乏しく、地域での診療レベルの標準化・均てん化のための高い壁です。

なにしろ診療現場では、仲間内で通用する自己流で間に合い、たとえば隣同士の病院で、手術が同じように標準的である保証がなく、また密室体質で事故が起こっても何となく見えなくなり勝ちで、医療現場が医師の切磋琢磨の場になっていないことが問題なのです。

もし日本で開業医が近隣の開業医が出入りして、病院の高額機器を使えれば、病院診療に参加す

日本医療の特効薬は
中小病院集約と医師の病院自由出入り

医療・医業の仕組みの見直しなど	日本医療の現状	米国式仕組み参照による改善
◆乱立する中小病院の集約化による病院の中規模以上への増床化	◆乱立する中小の個人病院 ◆密室体質の病院	◆開業医の病院診療参加で可能になる全科の入院診療
◆病院の非オープンシステムをオープンシステム運営に変更	◆病院の非オープンシステム密室体質 ◆病院診療に参加しない開業医 ◆病院の高額機器を使えない開業医	◆オープン・システム病院で開業医が病院診療に参加 ◆自分の医院・クリニックには備えずに済む ◆開業医が回避できる高額医療機器の自前整備
◆地域医療機関の連携不備からの脱却	◆地域医療機関の連携不備	◆地域医療機関の連携改善 ◆医療の地域での完結化向上
◆医師の相互監視不足の解消	◆仲間内だけで通用する診療 ◆医師の相互監視不足システム ◆診療が標準レベル保証なし	◆病院間の壁の撤廃による多面的な診療改善 ◆医師の相互監視システムの構築 ◆地域診療の標準化・均てん化の向上
◆自律的な大規模な集約化が無理ならば、国が思い切って中小私的病院を買収・集約化の方策も。	◆繰り返される中小病院から高次病院への搬送タイムロスによる不幸な結果	◆医療の多面的な改善効果 ◆地域でのシームレスな実効的な保健・医療・介護・福祉の構築 ◆中小病院の整理・集約化と地域・近隣の開業医活用で、地域完結の仕組み医療の構築

注意したい日本の医業収益化を見習った米国の医療

病院雇用の専門医（総合診療医を含む）の増加 →

← 製薬会社の病院経営参入による医薬の過剰診療化

非医師の病院経営者に強要される
病院雇用医師の患者目線ロス

米国医療での医業収益事業化と
患者目瀬ロスの深刻化

医業収益事業化の深刻化と患者目線の低減化

日米両国に求められている目指す理想の医療像

「医療・医業の経営者は誰が最適か」

↓

「患者最優先でも、医師・医療者最優先でもない公益～公共性最優先」

れば、小さ目の病院でも、多くの科の入院診療が可能になり、医師の相互監視システムが構築され、自分の医院・クリニックには高額機器備せずに済み、医療レベルが地域で標準化するなど、多面的に改善する余地が一挙に広がります。こうして専門医に育成された医師は、専門医としての生涯を過ごせ、専門医力のムダ遣いにもならずに済みます。中小病院を集約化させ、病院をオープンシステムで運営し、開業医が病院診療に参加する米国の仕組みはぜひ参照すべきです。

わが国では現在、中核拠点として30〜40万人に1施設の広域型の高度急性期病院、3〜4万人に小さな施設として地域密着型と、病院を整備する計画になっていますが、地域密着型の小病院の存在価値に疑いが残ります。二次施設に一旦入院して三次病院に搬送され、そのためのタイムロスによる不幸な結果が繰り返されてきたのが日本の救急医療です。救急搬送が発達してきた現在、救急施設の二次救急医療施設に相当する中小病院を思い切って整理・集約化して、地域で完結する医療の仕組みの構築につなげるべきで、地域・近隣の開業医の力をフルに活用する方法も併せて考えなくてはなりません。

わが国で大規模な集約化が自律的に無理ならば、国が思い切って中小私的病院を買収・集約化し、一時的には介護（保健）施設などに転用するなどの経緯の後で、地域でのシームレスな実効性のある保健・医療・介護・福祉の仕組みを構築することです。費用は嵩んでも、中小病院が存続のために過剰診療を増やし続けるムダと比べれば、トータルで安上がりなはずです。

本物の医療改革への第一歩 医師優勢文化の棚卸し

日本での医療ニードへの対応不備状態を目立たせたのが妊婦たらい回し事件（2008年）で、救急医療の不備、医療連携不足など医療事故・事件の原因追及を掘り下げますと、仕組みが違っていれば、こうはならなかった事件・事例が多く、医師優勢文化との関連を否定できないものばかりで、巷間の医療論議には、そこまで踏み込むものがほとんど見当たりません。

急患扱いの苦手な医師の多いわが国では、学閥などの系列別の壁もあって、地域医療の連携不足が目立ち、地域での問題を高く、医療のレベルにバラツキが目立ち、多くの中小病院では医師の間での相互監視の機会が乏しいために仲間内で通用する自己流で間に合います。

肥大化した医師優勢文化による弊害は数え上げれば枚挙にいとまがなく、過剰診療は、医療者・医療資源・医療費のムダ遣いであるばかりか、診療が過剰であれば必要最小限の医療で良くなる患者権利の侵害でもあります。

医師の真心が患者目線から離れれば離れるほど、それは医療現場での患者に対する人間尊重の認識低下につながり一方で真心を込めて責務を全うする医師自らの権利を損なっていることでもあるのです。

少子化が進む韓国でも、将来的に医師過剰になり既得権益を侵されることを避けたいのが医師たちで、韓国の医師優勢社会ぶりは、わが国以上であることを、幾度も学会関係で訪韓した私は肌で感じています。

コロナ感染禍が再拡大している韓国で2020年8月26日、韓国で医師らが全国一斉ストライキを行った。2022年から10年間で計4000人増員し、公立の医大の開校などが盛り込まれたことに対して、医師増員計画など政府の医療政策に反発しているためです。

本物の医療改革を目指して、医師も「お偉い先生」でなく「医師という役目の同じ人間として」医師優勢文化の棚卸しを第一歩にして、医療世直しを進めてほしいところです。それに従い病院の集約化と病院オープン制の導入、ゼニ勘定医療の規制のための日本版スターク法の制定、収益至上主義の無言の圧力による言論統制状態からの脱出してほしいのです。

次項で考えるように、医療の目標を看護診断にして、看護師を医療チームのリーダーにするなどの実践を目指して論議を深めることで、医療・看護・介護、そして日本社会全体を、尊厳を相互に認識し合う方向に育てる手立てはいくらでもあります。

心を高め合う仲間集団の互いの人間関係を生かし、上手な声かけ、素直な謝罪にできる心あるワンチームを培うこと。そして同調圧力が問題となる現代の日本社会、一億総中流化した日本はバブル後に多くが貧困層に集団疎開させられ、限られた階層が既得権享受者の集まり集団となったいまこそ、リセットするべき時だと思います。

このコロナ禍はまさに地球を守る神様が、そのチャンスをくださったのです。

医師優勢文化が肥大化したまま継続されている背景には、高額学納金で知られる私立医大経由の医師養成制度に依存する部分が大きい医業世襲制、医療・医業組織の法人制度、また合格率が毎年約90％に調整されている医師国家試験などが深く関係しています。

医師国家試験ところが国民のほとんどがこの全体像を把握できていません。ここには国民に社会・経済・家庭環境などの格差を実感させまいとしているメディアの報道姿勢の影響も大きいようで、製薬業界の広告に依存し、過剰診療の肩を持ちたいメディアならではの姿勢のようで、社会正義の見張り役をすっかり放棄してしまったように感じられてなりません。

人が友情を望むことには、自己の無力さと心の貧しさを心の底に感じているからではないでしょうか。このことを、人との間と文字で書く関係を〝人間〟という言葉自体が教えてくれています。誰が日本語の語彙の中に組み入れたのでしょう。

看護診断を目標に目指せ！　患者トータルケア医療

医師の指示に従って行動する看護師は、医師が「名か、利か」の価値観での診療姿勢になっているとすれば、その分、患者目線から離れる診療の仲間です。こうした医療から抜け出すには、診療の目標を患者の医療ニーズを患者の全体像に基づいて診断する看護診断を中心にしたものに置き換えることをもっと考えるべきです。

患者の医療ニーズに則る診療になる可能性が膨らみましょう。まるで医師の召使のような状態から解放し、責任ある立場を任せて、看護師の力をもっと引き出していいと思います。そこで医師の優勢姿勢を棚卸しすることにもなるからです。医療を看護師中心の方向に変えて、いわば看護優勢文化の中でチーム医療を実践し、その一部としての作業を医師が分担する形にする方が理に叶うことになりましょう。

医療・診療・看護ケアが何のためかの原点に立てば、患者を一個の人格と認識して、患者にとって身体的・精神的に何が問題で、何に一番困っているか、身体的・精神的に何をどうして欲しいかを多面的に分析し、医療・看護問題を生活・環境要因なども総合的に評価・診断をすることがポイントで、この概念が看護診断です。

看護診断～看護計画を医療の目標に据えることで、患者に心を寄せ、患者側の視点を最優先し、診療の各ステップで患者の人間格・尊厳格を重視するものにする夢が膨らみます。

最近の週間医学界新聞 Ｆｏｒ Ｎｕｒｓｅｓ の最新号（２０２０年9月28日）を眺めても、「患者の声から考える看護」などを閲覧しますと、「あなたは医師に正しいと思うことをためらわれていませんか」「患者トータルでの目線の指南役」であるべき「ナースレンジャー」としての視点の大切さが滲み出て、患者のトータルケアを目指す看護診断とそれに則った医療の大切さが身に沁みます。

医師の価値観が「名か、利か」に執着しているその分、患者目線が失われている現在、患者トータルケアの目標を看護診断に基づくものに変えることが一筋の解決策です。医療の収益事業化への防波堤役を看護師が引き受けるべき時期が到来したことを、今回のコロナ禍が医療界・看護師界に示したのではないでしょうか。

わが国では1991年に日本看護診断研究会が設立され、1994年に「日本看護診断学会」と改名されたものの、現時点での会員数は不明ですが、2015年4月の数は1233人と少なく、現在も積極的な動きにはなっていないようです。

看護診断についてわが国の場合、複雑過ぎ、理想が高過ぎ、欲張り過ぎ、頑張り過ぎなどの声も出され、曖昧であるとする批判もあるようですが、医学的診断との重複・混同・混乱・侵害などを避けたい思惑と遠慮があったようです。医療・看護の両方を牛耳ってきた医師優勢文化に反旗を翻すことを躊躇し、〝看護診断〟をあえて無理して、発展させずにきたのではないでしょうか。

昨今、患者を一人の人間として対応するフランスから始まったユマニチュード（人間としての尊厳を大事にするケア）のアプローチ、フィンランドで誕生したオープン・ダイアログによる患者主体性の吸い上げ、さらに早い時期から患者トータルケアに向かうアドヴァンスケアプランニングに基づく真心のマインドフルネス（いまここに集中するというココロの力）の大切さが認識されるようになっています。これらの概念には、患者の立場を最優先する考え方がベースにあり、医療者としての本来の行動姿勢に戻ることの大切さが示唆、医療者が最優先するべきは、患者の求めるもの、端的には患者の人間格・尊厳格に則る心ではないでしょうか。

わが国の多くの医療問題を大きく改善させる契機になることが期待されていたものが環太平洋経済連携協定ＴＰＰで、米国が離脱せずにいて、医師と看護師の中間の職種で診断も投薬もできる役割のＮＰ（ナース・プラクティショナー）と呼ばれる職種が、わが国に本格的な形で導入されていれば、医療を多面的に改善する契機になったはずでした。

わが国の多面的な医療ロス問題の多くを改善し、ゼニ勘定医療を抑制し、医療費の膨張を抑え、患者目線の医療の復活も含めて、何よりも医師優勢文化の抑制にも役立つはずでした。これまでにＮＰ紛いのものが、一部で導入された形にはなりましたが、本来のＮＰとは異なるもので、わが国の医師優勢文化の盤石ぶりだけが残されたまま、今に至っているのです。

今年はイギリス人の看護師で、医療改革に尽力したナイチンゲールの生誕２００年の記念の年であることからも、看護が本物に向ける動きを是非、早めましょう。

看護師をコアに育む医療はなぜいいか

医師・看護師・多職種の医療者の協同作業によって診療が改善することは多くの診療場面で経験されています。しかしこのあたりの連携不足が目立つ場面が少なくないのではないでしょうか。実際の医療現場では「名か、利か」の価値観を追い求める医師の姿勢に違和感を覚え、医療・看護が本物になれない辛さに多くの看護師が悩んでいるように感じられてなりません。

実は医師優勢文化社会の中で、看護師が暗黙の裡に医師の一種のパワハラの被害者になっている部分が否定できないことで、その分が患者目線から離れることでもあるのではないでしょうか。多くの診療行為が許されている看護師ですが、多くが医師の指示・監督下という縛りがあり、医師優勢文化の中で自分が看護師として正しいと思うことを言えないことはおかしなことです。そもそも看護師が医師を先生と呼ぶことでチームメンバーとしての対等性を自ら放棄していることになっているので、医師優勢文化の支えになってしまっているのではないでしょうか。

日本では大きく扱われなかった精神病院で２０１７年に起こった外人教師の拘束死事例を見ましょう。カナダの名門大学、ビクトリア大で日本語と心理学を学び、日本の小中学生に英語を教えていたニュージーランド生まれの英語教師、27歳のケリー・サベジさんは、２０１７年4月30日に躁状態になって神奈川県の精神病院への紹介入院になりました。

本来の医療・看護ケアから失われているものが少なくないと感じられるのが医療の現状で、それに伴って医療・看護の中で人間性の認識が不足気味であることを感じ取って、患者目線をより重視した診療姿勢に向ける道案内が必要な時代に入ったと強く感じます。

官民が結託して、さらにメディアまでが後押ししている医療の実態を医療関係者の皆が正視し、看護優勢文化の中でのチーム医療に変える方向を目指す思い切った提案を看護師、あるいは医療技師関係者などから出されるべき時代に入っていることを認識することが医師優勢文化中心から抜け出るために望ましいのではないでしょうか。

入院当時は落ち付いていて、その後も、看護記録に「今朝もありがとうの発言」もあったようですが、「暴れる可能性がある」として身体拘束が続けられ、10日目の夜、心肺停止で発見されたのです。看護師が「おかしい」と思っても、医師に物を言えないのが日本の医師優勢文化の医療なのです。なお強烈な身体拘束が続けられていた証拠が尾仙骨部にあった直径9㎝の褥瘡でした。

第11回「医療の質・安全学会」の大会長を２０１６年11月に担当された井部俊子氏はテーマを「医療の質と安全のあいだ」として、医療の「安全（対策）」が質を凌駕し、真心を込めない形で増殖肥大化している様相を指摘し、わが国での医療論議が質から量に変わって実効性を失ったことも示唆されました。また医学界新聞「看護のアジェンダ」欄での文も、医師優勢文化の看護への影響の大きさを滲ませたものと理解されました。

現職の看護師数は准看護師を入れて２０１６年に約１２１万人で、正看護師が87％、准看護師13％の比率です。毎年4万数千人の新人看護師が加わりますが、資格がありながら働いていない潜在看護師が約3割、数十万人と多く、また毎年の離職が約10％もあります。

最近、『病院というヘンテコな場所が教えてくれたコト。２　看護師4年目、もう辞めたい…編』（仲本りさ著・いろは出版）という題名の本があることを知りました。誇りをもって看護師という仕事に入職して4年目の看護師が書いたといいますが、心身への負担も多い職場で割り切れない悩みを抱えている看護師が少なからず存在していることを示していることの表れではないでしょうか。

生き方の範を示すのが医師・医療者の本分

メジャーな人種差別の歴史の無かったわが国ですが、江戸時代の士農工商制度の影響が長く残って、人権侵害について無頓着気味でナイーブな社会であったように振り返られます。実際に日本社会の歴史の中で多くの人権侵害事件があり、関東大震災混乱の中での朝鮮系日本人などの殺害事件、太平洋戦争時の中国人労務者の多数死亡の花岡事件などを振り返るまでもなく、人種差別意識をベースに扇動・炎上する日本社会であった過去があります。

薬害を防ぐ最有効な方法が、クスリは本来、毒物でありますから、必要最小限に抑える心構えが大切で、医療の需給両側に求められます。古くは整腸剤のキノホルム製剤による全身のしびれ・痛みなど起こしたスモン病への対応の遅れもありました。

まず最大の人権侵害と振り返られるハンセン病患者の強制隔離と不妊手術を強制した事例です。

1900年（明治33年）には約3万人のハンセン病患者が報告され、明治末期の1907年にハンセン病の患者を隔離する法律が成立し、1931年（昭和6年）には従来の法律を改正した「らい予防法」によって1931年以降、ハンセン病患者をハンセン病療養所に強制収容され、2万5千人以上が不妊手術を強制されました。

約90年間にわたった強制処置が違法であったと判断され、その賠償に関して国との話し合いが終わった形になったのは、ハンセン病制圧の判断から半世紀近くも遅れ、小泉首相が上告しないと公言したのが2001年で、家族へ謝罪に判決が出されたのが2019年でした。遅れに遅れたのが日本、それを国民がそれを是認していたわけで、日本社会の全体、全国民が「未必の故意」の罪を冒してきたことにもなるのです。なお現在も全国15の療養所内に約4700名の回復者の方々が生活しています。

二つ目がサリドマイド（イソミン：鎮静・睡眠薬・抗てんかん薬）による肢体不自由児の事例です。医学生として臨床講義での10名ほどの障害児の姿は、私の脳裏から今も消えません。胎児催奇形性のレンツ警告が1961年11月に出され、欧米先進国では1961年12月末までに販売中止・回収が完了しましたが、遅に遅れた日本では、販売中止・回収決定が1962年9月、回収のほぼ完了が1963年3月で、警告後の障害児数が世界中で最多であったのです。

迅速な対応であれば半数近くが障害を免れたはずとされ、また日本例での特徴が下肢の低形成〜欠損の重症例が309例の中に3例と少なかったことで、重症例の多くが死産扱いされたと推察されたようです。私はこうした話をお産婆さんから直に聞かされた経験があります。

なお米国で発売を阻止したFDAのフランシス・ケルシー女史にはケネディー大統領から米国救世主勲章が贈られました。

三つ目は、血友病治療に使われた血液凝固因子製剤（非加熱製剤）へのエイズウイルスの混入で世界各地で多くが感染したエイズ問題事件で、日本では血友病患者の約4割の1800人以上が感染し、少なくとも500人以上が死亡しました。

現時点での日本のコロナ感染死数の約半分もの方々が、製薬会社、厚生省エイズ研究班、医療現場などでの対応が遅れたことで命を失ったのです。

こうした薬害の歴史も、医療を巡って言論を現行の仕組みに統制し、そうした考え方に気付いていない国民が愚弄されてきたのです。

医療施政側の現行の仕組みのこの国を固執させておくための数々の策略で見てきたのですが、すっかり味を占めてきた厚生省・厚生労働省からの「喜びそうなことをさえすれば国民は取り合えず安心し満足する」というアドバイスを受けた結果があの「あべのマスク」の背景になったように振り返られます。

みなさんはどう思われますでしょうか。

第9章
どうすれば日本医療の「病《やまい》」にかからないか
「尊厳の人間医療」編

人間にやさしくない鈍感な「日本社会と医療」の数々の事例

医療を考える上で、人間尊重の相互認識から医療について見直すべきと指摘してきましたが、医療も社会と一体のものであり、そこから考えると、「人間相互の尊重認識」を忘れた日本社会のあり方も見逃すわけにはいきません。

日本社会全体を狂わせてきた結果として起こったのが、今も日本中の皆が悲しさを思い返す、「……あしたはできるようにするから、もうゆるしてください……」と残した東京目黒区での5歳結愛ちゃん』（2018年3月)、「先生どうにかできませんか」と訴えた千葉県野田市での小4『心愛ちゃん』（2019年1月)、さらに鹿児島県出水市での4歳『璃愛来ちゃん』（2019年8月）事件です。

この3愛ちゃん事件で思い出されるのは、埼玉県伊奈町で2017年に起きた4歳児放置死事件で、司法解剖の結果、脚のつけ根の筋肉が断裂していたのです。お漏らしした股を拭かれることを嫌がったので、無理やり脚を開いたと供述し、虐待がばれると思い、自宅で死亡するまで病院に連れて行かず、その上、動けない長女の動画が両親の携帯に残されていたのです。

同じ日の紙面には、別の事件に関して「加害者が厚生しなければ、……再び危険が訪れる」の記事もあり、さらに東京の大田区では3歳児をマンションに8日間、放置し死亡させた事件が2020年6月に起こりました。日本社会が根底から狂った証ではないでしょうか。こうした事態が起こり得るシングルマザーの再婚事例では、連れ子を社会が引き受けて育てる仕組みを、明日にでも発足させなくてはならないところにまで日本社会が追い込まれているのではないでしょうか。

先日の人気女優、竹内結子さんの自殺で、その思いを一層、強めています。

厚労省は2020年9月30日に虐待で死亡した18歳未満の子供が2018年度、全国で73人に上る専門委員会の検証結果を発表し、無理心中を除いた54人のうち、ネグレクト（児童放棄）は46％（25人）で、検証を始めた2003年以降で最も高い割合であったようで（読2020年9月30日）。児童虐待件数は、2019年上半期6か月で、3万7113人と史上最悪の状況でした（2019年12月25日）。

被虐待児はその影響を生涯、背負う人生になり、親になった場合、多くが次世代を虐待する側に回るようで、この虐待連鎖が約1／3で起こることが、知られています。

警視庁によりますとDV被害は過去16年間、連続増で2019年には8万2千件もあり、社会の根底の見直しから始めなくてはならない日本であることをまずベースに置きたいものです。

ここで思い出しましょう。2019年6月、東京・練馬区の自宅で、農林水産省の元事務次官・熊沢英昭被告（76）が、無職の長男の英一郎さん（44）の首などを包丁で刺し、殺害した事件です。

超エリートであった社会の中で超出世頭になった方が子弟の教育に失敗した、というよりも、社会のあり方が途方もないものになって、元事務次官が長男の心を開けないままに、川崎市カリタス小学校児童殺傷事件まがいの事件を長男に起こさせないための長男殺害でした。

なお熊沢被告の娘は30歳前後で自殺をしていることが裁判で判明したようです。

また牛肉のＢＳＥ問題に関して、１９９６年にイギリスが人間の脳疾患との関連性を認めた時に、熊沢被告は畜産局長としての立場で「日本では感染はありえない」と発言し、実質的な引責辞任をしたようです。その際には、保健所食肉検査係であった獣医師の30歳前後の女性が自殺をしていた由です。熊沢被告との直接なやり取りは考え難いようですが、深く関わった問題で獣医師が死に、家庭では娘が自殺し、自らは長男を殺害した運命の人生は、気の毒の一言です。

なおコロナ禍との関係では、前年比で減少が続いていた国内の自殺者数が7月以降増加に転じ9月に１８０５人と前年同月比8・6％増となり、10月の自殺者数２１５３人で、男性は前年同月比で21・3％増えて１３０２人。女性は前年同月比でなんと7月16％増、8月40％増、9月28％増と著しく多く、10月には82・6％も増えて８５１人になっていたと報告されています。

コロナ禍での生活様式の変化がストレスとなって心の健康に影響し、女性の貧困が極まっていることからも生まれている可能性が示されています。

胎児のときから人間相互の絆の大切さは育まれる

平和で穏やかな日本の社会で、なぜ痛ましい幼小児への悲惨な虐待事件が繰り返され、わが国の最大問題である少子化社会に向かう中で、深刻化しているのでしょう。また学校でも、２０１９年度には小・中・高の公立学校での重大ないじめが6万5千件もあり、前年から24％も増えています。なぜこうなのでしょう。いじめ・虐待は、厚労省によれば、超高齢社会に向かう中で（2019年12月25日）、高齢者虐待事例が２０１８年度には1万７８００件と過去最悪で、介護職員からが21％増で、要介護度が重くなるほど身体的な虐待の割合が高くなる傾向があると報告されました。

社会の範となるべき教員による広義のいじめでもあるわいせつ行為も問題です。過去5年間で公立小・中・高などで１０３０人が懲戒処分になり、２０１８年度には処分を受けた教員数は２８２名で過去最多でした（２０１９年12月25日）。生き方の範としてその姿勢を生徒にも社会にも示す責務があるはずの日本の教員に何が起こっているのでしょう。

いじめ問題が教員の間にもあることを世間に知らしめたのが、２０１９年の神戸市での若い男性教師に対する先輩教師４人による激辛カレーを無理やり口に運ぶなどのいじめを数年していた事件です。社会の基本を身につけさせる学校で、教員に何が欠けているのでしょう。

人権・人格の相互認識という人間社会に求められるモラルの原点をわきまえないままに、わが国ではゼニ勘定最優先の価値観を皆が膨張させ、法的に罰せられない範囲であれば、何をしても構わないとする社会が、そうした教員を生み出す温床になったのではないでしょうか。

根源的な日本ならではの問題が根源にあり、それは「いじめ・虐待は悪いことあるから止めましょう」、「学校と児童相談所との連携強化」、「法的整備」、「加害者の罰則～厚生施設への収容」などでも、社会に進んでいることをもっと真剣に考えなければならないときが来ているのです。

われわれの社会に蔓延している問題に気づかない、あるいは見て見ぬふりをする人々が増えているように見えることに心が痛みます。われわれの社会を人間としての基本を忘れた社会にしては、決していけません。

人間社会で最も大切なことを植えつける原点は母親のお腹の中にいる胎児の時に始まります。胎児は母親のお腹の中で、母親の心臓の音を聞きながら育ちます。東海大学医学部の開設のために米国から呼び戻された私は、後半生を乳がんの診療専門に絞ったことで、女性の乳房は左側が大きい方が圧倒的に多いことを承知しています。心臓が右側にある方もいますが、左側に心臓がある方がほとんどです。

授乳時に乳児の頭が母親の左胸の前になる体位で授乳すると、母親の心臓の音がよく聞こえ、胎児が母体の中で、聞いて慣れ親しんだ母親の心臓の音に安心しておっぱいを吸う量が多くなるのです。人間社会の中での信頼関係を、最強で強固なものに培うベースがここにあると信じ込んでいます。母親の多くが、左側の乳房の方が、赤ちゃんの吸う量が多く、時間も長いことを実感しているはずです。

なぜそうなのでしょう。何千年もの間、この授乳姿勢が習慣が繰り返されてきたことで、乳房は左側が大きい形が人類で固まって、結果として乳房は右よりも左が大きいのです。

こうして乳腺の組織が多い左側の方が乳がん発生の頻度が高いのです。

人間関係の最強なきずなが母親と子どもとの間で確立され、幼小児への悲惨な虐待事件には、この辺りが希薄になってきたことが、背景として大きいと解釈されます。もちろん母乳でなくても母子の関係は、互いの関係を確かめ合って確立されますから、心配は要りません。私が訴えたいのは、母子の間で、どれだけ互いに安心感を感じ合え、確認し合えるか次第ではないでしょうか。

職業には上下貴賤の区分がなく、生き方の範を示すべき仕事としては、上述した教員だけでなく、警察官あり、裁判官あり、現代社会では、あらゆる仕事の働き手が当てはまりますが、医師が「名か、利か」の価値観を優先している実態からすれば、医師による生き方の範を示す姿勢に問題があるのが、日本の医療であり、日本社会ではないでしょうか。医師には本来、与えられた責務を全うするという目標がありますが、生き方の範を示していない医師はその目標を見失ってしまっているといえるでしょう。そうした医師たちに医師としての責務を再認識してもらう必要性が、今ますます高まっていることを、同じく医師を生業《なりわい》とするものとして、私は今ひしひしと感じています。

医師・医療者は与えられた責務の大切さを今一度噛みしめなければなりません。

もっとも人間尊重を考えるべき医療と世界最多の精神病院⁉

歴史的に人権問題に無頓着であったのが日本と言えそうで人権軽視の事例は枚挙に暇がありません。そうした日本を代表するのが医療とも言える中で、特に目立ったのが精神病院での実態、あるいは事件です。

社会的な入院や身体拘束など人権上の問題が山積し、「経営が一番、患者の人生は二番」の考え方が定着したのが日本の精神病院で、入院者の尊厳が徹底的に踏みにじられ、精神病院に入れられたが最後、自由を奪われ、使役に使われ、時に鉄拳やバットの暴力にさらされ、動物以下の存在として扱われ、殺されたりもしたのです。

その代表例が、「日本のアウシュビッツ」とまで評された宇都宮市の民間精神病院での看護職員による患者2人のリンチ殺害「宇都宮病院事件」（1983年）で、医師も看護師に数も適正基準の半分の半分以下で、比較的症状の軽い入院患者に白衣を着せ、食事介助や介護日報をつけさせたり、医療業務である注射や点滴までさせていたようで、事件が明るみになる前の1981年から3年間で、220人もの患者が死亡していたようです。

他に2001年に発覚した大阪府内の病院での人権侵害事例では、患者が約10年間、長さ2メートルの腰ひもで窓枠につながれていた事例、また入院者が見舞客に食事などについて不満を述べたことで殴り殺された例さえあり、ネットやNPO法人全国精神障害者ネットワーク協議会が刊行した「精神障害者人権白書13年版」などを参照されれば、実態のひどさが実感されましょう。

精神病院の内情をオープンに論じることはタブーで、職員の間には外に漏らさない暗黙の同意があり、対外的に訴えた者は、精神病院業界にいられなくなった話までが残っているようで、内海聡氏による「精神科は今日も、やり放題」などの本までが出版されています。

以上のような精神病院での実態を総称して、大熊由紀子氏は著書「物語 介護保険（2010岩波書店）の中で、1981年に「人間捨て場」と表現したことを記載しています。

この表現が掲載されているのが「ルポ・精神病棟（朝日新聞社）1981年」でその著者 大熊一夫氏は「……精神病院に閉じ込められている30万人を置き去りに、あの世とやらに旅立つわけには参りません……」とコメントし、2017年に映画『精神病院のない社会』を製作した大熊一夫はコメントしています。こうした精神病院の実態や悪評判に対して、精神病院側も、厚生官僚も、聞く耳を持たないばかりか、日本の精神科病院での人権侵害の疑いでWHOから派遣されて1968年に来日したクラーク博士に、当時の厚生官僚が「斜陽の英から学ぶものはない」と発言した話も残っています。

以上のような流れがあまり変わらずに今に至っている現状があることを推察させた事例が、東日本大震災をきっかけに退院した40年間も精神科病院に入院していた時男さん（63歳）です。症状も安定し、地域で暮らす能力があるにもかかわらず、なぜ40年もの長い間、入院させられていたのでしょう。

w尊厳相互認識ロス社会の尊厳相互認識ロス医療の犠牲者であったと言わざるを得ません。昨今の日本社会では、尊厳の相互認識ロスの事件が多過ぎる現実があります。

たとえば、相模原やまゆり園での45人が殺傷事件は、日本社会がナチス時代の復帰の表れとも見做されましょう。日本社会が経済一辺倒の価値観に振り回されて、尊厳の相互認識ロスという視点で眺めると、とんでもない社会に日本がなってしまったことが認識され、その源が医療現場にあったことを医療者は直視しなければなりません。

看護・介護・養護で気づくべき虐待ゼロ社会への土壌

新型コロナ感染の第三波感染を抑えられない状態は、スペイン風邪で最大の死者を出した第三波と同じようで、英国で始ったワクチン接種の効果が先か、次の第四波が先か、運任せです。

コロナの感染者は少な目な日本ですが、いま特有な問題が急浮上して医療崩壊に瀕しています。

医師優勢文化を背景に過剰診療と医療不備状態を常態化させてきた日本では、医師のほとんどが急患が苦手で、臨床力の幅が狭く、たとえば東京都にある全医療機関のうちで救急患者を受けつけるのは1・5％だけで、何と98・5％が急患を受け入れません。

一方、コロナ感染を恐れて受診を控える患者が増え、外来患者が激減し、夏・冬のボーナスが削減～ゼロ化され最大35万円減になったようです。

これまでも日本の「過剰診療と医療不備」問題に目を瞑ってきた医療行政側は、感染症病床数が1995年に9974床あったものが、2000年には約1／4の2396床に減り、さらに2009年11月末には1995年からすれば約8割減の1884床にまで減少していた事実にも知らぬ顔のままでした。

医療で経営効率が最優先では平時に待機させておく感染症病床は切り捨てられます。

不合理な医療・医業の仕組みを見直さずに世界に類のないほどの収益事業にさせた結果がコロナ禍での医療逼迫《ひっぱく》状態です。厚労省以下、医療関係者の皆が知らぬ顔を続けた「未必の故意」の罪を繰り返した証とも言える実情で、医療行政側には期待できません。医療者と国民が日本ならではの問題に気付いて声を上げ、国中に問題に気付く者の輪を広げるしかありません。

まず医師・医療者は国民皆保険制度が自分たちの生活保護制度でもあることを認識しなくてはなりません。その有難みを忘れて、この制度の下で医療を収益事業化させ、医師優勢文化を謳歌しているのでは、医師・医療者だけでなく、許している国民も、法的に取り締まられる犯罪者に相当します。

そもそも国民皆保険制度は、官民が結託して公契約関係競売入札を妨害させる制度で、独占禁止法~公正取引法違反を超える管制談合ですから、医師・医療者には必要最小限の診療で患者の命を守り、心を支える責務をも果たすことが特権と引き換えの大前提が皆保険制度の制度です。

ここに医療を復活させ、患者を医療機関に引きつける奥の手が王道があることに気付くことです。

誰しも人生の最後を、家族に見守られながらの安寧を望みますが、ここにはケアした医療者に対する思いが大きく影響しましょう。多くの方々を見送った経験から、私は信じています。

医療者として持てる力を出し切れたか、自分の都合を優先しなかったか、人間として互いに尊厳を認識し合えた関係になれていたかがベースになるのではないでしょうか。

ひと昔前の話ですが、私の下で外科を修行したDr.Y・Nは、がん末期状態の患者を担当し、最後の頃は夜、机に上半身を俯せての仮眠の連続で、亡くなった後に、自分に落ち度がなかったかと問い詰めながら目を腫らして泣いた女医でした。

最後を見取る医療者がどこまで心を込めて互いに信じ合えたかを窺える米国での事例を振り返って見ましょう。米国での仲間で、がん進行患者の亡くなる前に、亡くなった後にがんを全部取り切るからと約束して、本人から死亡後の解剖許可を得た例で、患者は安堵の表情で旅立ったのでした。患者の心と目標を共有し合った例のように思い返されます。

医師優勢文化を背景にした医療での「尊厳の相互認識」欠如が日本社会でのいじめや虐待のベースとして大きく影響したと考えると、日本ならではの問題として、いろいろと辻褄が合ってきます。いじめの「葬式ごっこ」の色紙に教師まで加わって命を絶った鹿川裕史君の事件（１９８５年）から１／３世紀、「学校・教師・児童相談所の連携不足」などの表面的な論議で済ませて、根源問題を先送りしてきたのがこの国ではないでしょうか。

公立小・中・高などでわいせつ行為で処分を受けた教員が２０１８年度には過去最多の２８２名に増え（２０１９年12月25日）、この5年間で、１０３０人に上ったのです（２０２０年10月22日）。被害児の保護者からは教員免許の再交付を止めて欲しいとする要望に対して、萩生田文科相は２０２０年９月29日の記者会見で、「わいせつ教員は教壇に戻さない方向を目指して法改正していきたい」とコメントしましたが、それで済む問題でしょうか。わが国の場合、国民の皆が心を見直す必要性に気付くことなしには、いじめ・虐待ゼロ化の目標は目指せません。

経済指標一辺倒の価値観に陥った日本で、日本ならではの形で収益事業化した特有の医療が医師優勢文化の中で、ケアされる側の尊厳の軽視に伝染し、看護・介護・養護などを介して社会全体のいじめ・虐待に浸透し、どれほどの害悪を及ぼしてきたかを認識することが大切ではないでしょうか。

日本の医療で、社会の中で人間の尊厳を相互に認識し合う関係を熟成することで、日本社会を真心を分かち合って熟成する人間関係を世界に示すことで、コロナ禍での世界中の分断化を癒す手法に役立つものを世界に示せるのではないでしょうか。

世界の人種差別など含め、さらに東洋人が欧米で目の敵にされる〝黄禍論〟までも含めて、世界唯一の被爆国家ならばこそ、世界中の差別・いじめ・分断問題へのアドバイス役を果たせる貢献できる責務があることに気づきましょう。その第一歩がコロナ禍の中で、医師・医療者が国民皆保険制度の下で「尊厳の相互認識医療」を実践しその先で日本ならではの形で世界に貢献できるのです。

中絶禁止法をめぐって深まる少子化対策といじめ・虐待ゼロへ

日本の人口は、２０４８年には1億人を割って９９１３万人になると見込まれています。

日本の人口維持には、女性が生涯に出産する子供の平均数（合計特殊出生率）で２・08が必要ですが、２０１８年には1・42にまでも下がり（２０１９年6月8日）、さらに２０１９年には出生率1・36と5年連続で減少し出生数は86万4千初の90万人割れし、死亡数から出生数を引いた人口自然減51万５８６４人で、初めて50万人を超えました。

日本の最大の課題は少子化対策であることが一層明確になりました。なお合計特殊出生率は丙午の1966年には前後の年よりも極端に少ない1・58で、過去最低であったのは2005年の1・26で、失われた10年や就職難のあおりを受け、結婚や出産適齢期である層が経済的に不安定だった年でした。妊娠届数は2020年5〜7月期で、前年の1割減であったようで(2020年10月21日)、少子化対策としては、新婚補助:支援策補助上限を30万円から60万円に上げ、対象を拡大し、国と自治体が半分ずつ負担する仕組みになっています。菅総理は所信表明演説の中で少子化対策にも言及し、不妊治療の保険適用が予定され、歓迎の声が出されています。

わが国で少子化対策の一環としても大切な課題が幼小児虐待に対する対策です。なにしろわが国には、2018年上半期6か月で児童虐待 最悪の3万7113人(毎日200件)にも上るデータがあり、弱者が人権軽視の事件・事故の対象です。最近の「死亡1歳 育児放棄か」の新聞記事でも、読者の思考を少子化問題につなげる啓発内容への踏み込みに欠けるように感じています。

少子化対策としてあらゆる工夫が求められる中で、最強な対策になり得るのが、年に約20〜30万件とも推量される人工妊娠中絶の禁止で、実はこうする方向を目指すために論議を深めることが、「尊厳の相互認識医療」を日本社会に定着させるベースを固めることにも役立つのです。

妊娠が20歳未満で分かった場合、約半数が中絶になるようで、また2013年に始まった新型出世前診断では、ダウン症陽性の診断が出た984件のうち、9割強が中絶を選択したようでした。

障碍者への差別意識が日本社会に根強くあることの表れでもあり、命の選別を気軽にして済ませる風潮にも問題が大きいのです。また人口妊娠中絶を巡っては、妊婦の心の問題ばかりが話の中心になり、胎児の人権論議が乏し過ぎると感じられてなりません。

さらに「障害があると分かって産むなら、あとは親の責任」という風潮が社会の中に蔓延していることも、日本をいま以上に障害・障碍を許容しない偏った社会に追い込んでしまう懸念が広がります。

前章で見たように2万5千人以上が受けたハンセン病患者の不妊手術は1948年に始まりましたが、その違法判断なども半世紀も後のことで、遅れに遅れたのが日本です。

実はドイツも、ユダヤ人600万人のホロコーストに先立って、精神障害者や知的障害者たちの不妊処置を終戦までに20～30万人が強制されたのですが、1995年には何と「胎児の病気・障害を理由にする中絶禁止法」を制定したのです。人権論議をとことん深めた結果なはずですから、改めて敬意を表したい思いです。

医療を巡って人権軽視の事変が繰り返され、一方で少子化問題が深刻化してきたわが国で、こうした法案を考えることだけでも、人の尊厳を巡る論議が深まることの期待が膨らみます。

人権が受胎で始まると考えることで、倫理観も幅を持つようになり、受けなくてよい妊娠中絶を減らすこと、性的行為に注意深くなることも、日本社会では少青年期にしっかり植えつける教育が求められます。さらに子守り・子育ては日本全体の責務と受け止め、たとえば子連れ女性の再婚では、連れ子は公的施設が引き受けることを原則にするべきかも知れません。

医学部無償化による希望格差解消で「亡国論」が消える

わが国では医師の養成も私大を頼る部分が大きく、その支えが高額の学納金・寄付金で、国民の多くが疑念を抱いています。文科省局長が私大支援選定の見返りに息子を合格させた東京医大の裏口入学事件では（２０１８年7月6日社説）、過去の裏口リストまでが出されたのに、ＮＨＫの特別番組も含めてメディアも含めて、男女差、新卒・浪人差だけの問題にすり替えられて済まされました。

医師の子弟が医師になる率は、海外に多くの友人医師を持つ私が知る限り、諸外国に比べて目立って高いのが日本です。わが国の場合、世襲させたい私的医療施設のハード部分があることが医業の世襲制の背景にあり、それを支えているのが、高額学納金の私立医大経由の医師養成法です。

高い所では6年間で数千万円になり、その上に寄付金が加わるところが珍しくありません。

最近の新設2校を除いた私立医大29校の寄付金総額が、年に約３００億円です。入学条件にしてはならないはずですが、一人３０００万円とすれば国中で毎年、約９００人、1校当たりで毎年約30人が寄付金で私立医大に入学している話になります。

私には「如何ほどでも、どこへでも持参するから、息子を医学部に入れて欲しい」とする手紙を現役教授時代に受けたことが何回かあります。

高額納入金について世間では、「お金で入っても勉強が大変で、何と言っても医師国家試験がある」とする声が囁かれていますが、医師国家試験の合格率は、繰り返し受験者も含めて約90％（過去10年間で91・5%～88・7%）に調整されています。戦前にあった開業許可制が変遷を経て1946年、第1回医師国家試験が始まり、春・秋の年2回が1985年から春の年一回になりました。

医師国家試験の合格率が約90%と高いことは、医師になる大前提が「医学の正規の課程を修めて卒業すること」で、医療施政側としては必要な新人医師の数を毎年、確保することを優先しているようです。日本では病院の規模が小さいものが多く、学閥などの壁もあって、地域での医療標準化という概念に乏しく、勤務医の多くは仲間内で通用すれば間に合うレベルで済み、開業医の多くは個人開業ですから、ほとんどの医師が切磋琢磨の場に置かれていないからです。

メディアも、私立医大の学納金の額を明確に記載せず、寄付金の記載を避けていますので、間接的に高額な学納金による医業世襲制を国中が暗に是としていると言えましょう。

なお医師免許証には更新試験もありません。仮に更新試験が行われても、現場で翌日以降、不必要なペーパー試験では、レベル向上には役立ちません。

政府与党への献金が毎年、数億円以上で、医師会の意向が医療行政に反映させ易い形になっています。高額の学納金を暗に是とし、私立医大の医師養成には医者ロンダリングになっていることさえ疑われますが、全国医学部長病院長会議でも（2018年11月17日）、高額学納金の私立医大経由の医師養成法には、触れられなかったようです。

一昨年、文科省の私立大学支援事業を巡る汚職事件で、東京医大で裏口入学者のリストが出たのに、メディアも一緒になって、男女差別問題にすり替えられたことは、メディアも国民も暗に一緒になって医業世襲制を是としていることの表れで、ひいては国中がグルになって格差社会を支えていると解釈されます。

冒頭で触れた東京医大での裏口入学入試不正救済対象者が延べ約5200人、名簿の大半が破棄され、消費者団体が代理して受験料返還手続きをしたようで、2020年度には女性の合格者が増加した由です。

他にも帝京大では2002年に会長が逮捕され、聖マリアンヌ大では不正を否定していることで助成金50%削減された由です。公益性が重視されるべき国民皆保険制度の下での医療が利益相反問題になっていることに関して膿《うみ》を出し切れずに関係者の皆で蓋をし、糊塗しているのが日本の医療なのです。

1975年前後に各県一医大の構想及び私立新設医学部の急増により医学部入学定員が大幅に増やされ、逆に現実的に医師過剰が危惧されたため、1984年以降、医学部の定員が最大時に比べて7%減らされることになった背景には、当時の厚生省保険局長・吉村仁氏が提示した「医療費亡国論」があったとされ、実質的に開業医が主体の日本医師会がこの政策に同調しました。

医師数が増え過ぎることで、収入が減少することを危惧したことによると想像されます。医師数の1・5倍増を始めた10年後、また新医学部2校の開校2017年の2年後に、医学部入学者数の減少案が出され、長期的な計画の無さの表れと指摘せざるを得ません。

医師需給は2028年頃に均衡し、その後は過剰になり2040年には3・5万人余る由ですが(日経夕2019年2月4日)が、入学者を減らさずに、高等教育無償化の波が高まっている今、医学部無償化策を考えてはどうでしょう。

医学部無償化を考えることが、医師優勢文化から抜け出る契機になりましょう。そもそも日本で大き過ぎる家庭の経済格差、希望格差を解消することで若者に希望を持たせることが日本社会の喫緊な課題です。医学部無償化によって、医療レベルを一挙に改善させることにもなり、医学部入学者の数に拘らずに、余剰分の医師には、医療立国としてアジア諸国で働いて貰うのが良さそうです。

いまこそ明治維新以来の医師優勢文化を棚卸しさせて、積り積もった埃を振り払う時ではないでしょうか。

「家はお金持ちではないから、医学部には行かせてあげられない」の声に希望を押し殺した若者が、これまでどれほどいたでしょうか。

東京医大の不正入学事件について、NHKの特別番組も含めてメディアが一緒になって問題にすり替えて、希望格差社会を象徴する医業の世襲制を皆で後押ししている実態に異議を申し立てない民主主義国家の国民とはいったい、何者なのでしょう。

市川市福栄で2007年に発生した英国人女性殺害事件では、父が医師、母が歯科医、姉が医師の家庭で、犯人は961日も逃亡した頭を持っていたのですから、高額寄付金で医師にしておけばリンゼイアンホーカーさんは死なずに済んだ、とあの当時、思ったものです。

日本の医療を正すための告発は推理小説の材料にすまいかとも考えます。

患者の権利と医師の責務の狭間で想うこと

メジャーな人種差別の歴史がなかったわが国は、人権侵害についてナイーブな社会であったことで思い返すべきが、1985年6月の聖マリアンナ医大病院でエホバ証人信者の親が輸血を拒否して亡くなった鈴木大ちゃん死亡事件です。自動車事故に巻きまれた小5年の大ちゃん（10）が両足を骨折し、聖マリアンナ医大病院に搬送され、「死にたくない、生きたい」と訴えた声が無視され、両親が生命よりも信仰を選んだのです。親の信仰を押しつけを巡り、信仰の自由、子供の人権、医の倫理などの問題が浮上し、子供の生きる権利と親の権利、子供への親の代諾権、信仰の自由と医師の裁量権などについて、さまざまな論争が展開されました。

この大ちゃんの両親には「未必の故意の殺人罪」、親権乱用の「保護責任者遺棄罪」、また医師には最善の治療を怠った「業務上過失致死罪」、「不作為による殺人罪」、さらに医師には「医師法違反」などの適用などが問われるべきでしたが、警察は、輸血拒否と死因との間に因果関係はないとして、両親や医師に刑事責任を問えないと判断され、単なる交通事故と処理されたのです。

因みに半世紀前に私が米国に居た頃の状況ですが、まず親が新興宗教団体信者の未成年者に輸血が必要になった場合、裁判所に電話連絡して、輸血ＯＫの返事を受けて輸血するのが一般的な方法でした。また当時、医師仲間で冗談半分に言い合っていたのは、救患として運び込まれた患者が信者と疑われ、しかも輸血が必要になりそうと判断した場合、咄嗟に人工呼吸用の気管内チューブを挿入して、患者が発言できないようにして、輸血も含めて必要な処置をし、回復した患者に後で謝るアプローチの話でした。その後の日本での、医療の決定権と輸血拒否に関しては、以下のような事例の裁判での時代的な経緯を見ておきましょう。

静岡市での1986年11月の交通事故の女性信者（54）が、夫も一緒に輸血拒否で4日後に死亡した例があり、富山県での1987年1月の信者の交通事故死では、加害者の運転手には輸血拒否の責任まで問えないとされ、また別府市で骨肉腫の信者（35）に、信者でない両親が輸血できる医療行為委任の仮処分を申請したものの、大分地裁は「本人は十分な判断能力がある」として両親の申請を却下した事例などがありました。

こうした事例を経て、それまで一般的であった「医療の決定権は医師にある」とした考え方が覆されました。その後、東大医科研病院での事例で、東京地裁、東京高裁の間で異なった判断になり、最高裁は最終的に医師は輸血もあり得ることを説明した上で信者自身の意思決定に委ねるべきだった」と述べ、「医師は患者が希望しない治療を行ってはならない」とする新原則が出来上がったとされました。ただ状況に応じて人の考え方は、現実に死に直面した場面では変わり得る可能性がゼロとは断定できません。

こうした場面に関与することになった場合、私自身は、その信者である患者の診療で輸血する・しないで生死の違いになる場面では、輸血をしても・しなくても、どちらになっても、訴訟される可能性、訴訟で負ける可能性が残ることを覚悟して、輸血に踏み切るであろうと考えています。

たとえば交通事故や犯罪が原因であった場合であれば、加害者が殺人犯になるか・ならないかの違いにもなりましょう。このあたりの判断は読者にお任せします。

エピローグ

医療・新西洋事情
福沢諭吉・緒方洪庵から学ぶこと

米国のCHNO(3千病床の施療〈医療費がタダ〉病院)での体験から

私が外科医の修行したのは米国のルイジアナ州のニューオリンズ市の無保険患者を診療する病床数3千のCHNO：Charity Hospital of Louisiana at New Orleansで、米国での恩師Tulane大学外科のドラパナス(Theodore Drapanas)教授は、「君は外科医に育てたので〝Do what, s right for the patient〟」と教え込まれました。

CHNOでは夜10時ごろでも急患患者の待合室に2百人ほどが診療を待っていました。

一種の野戦病院の大型的な病院でしたから、救急室での診察も手抜きになった例も少なくありませんでした。

例えば腹痛を訴える若い黒人女性の救急室での診察が不十分なまま緊急入院し、翌朝出産した例。胸痛を訴える中年の黒人患者が簡単な診察だけで大丈夫として帰宅させ、２時間後にまた戻ってきたので、虫の居所が悪かった担当医が追い返し、その2時間後に救急車で搬送されてきた心肺停止状態で蘇生不能患者の額に押されていた判印の跡が残っていた例などです。

急患患者の待合室には一晩中、患者が押し寄せ続けてきていて、急患ではないと担当医が判断した場合、カルテに「救急ではないから明朝、受診するように（Ｎｏｔ ａｎ ｅｍｅｒｇｅｎｃｙ, Ｒｅｔｕｒｎ ｉｎ ｔｈｅ ｍｏｒｎｉｎｇ）」の判をスタンプして帰宅させる手順になっていて、その判印跡がなんと額にあったウソのような話でした。

またある日、病棟を回診している時に目に入ったのは、歩いているある患者の点滴ボトルの中に、オレンジの種が浮いているのです。慌てて新しい点滴ボトルと交換しましたが、看護助手が点滴ボトルが空になっていたので気を利かせて、冷蔵庫のにあったゴム蓋付オレンジジュースボトルに変えたという話までがあり、因みにこの患者は助かりました。

実は私は米国で、元奴隷であった１０５歳の黒人患者の下肢血行不全による下肢切断も担当しましたが、温厚で和やかなおじいさんでした。

当時は、輸血は白人用と黒人用とが別扱い、つまり白人用は白人の血液、黒人用は黒人の血液で、当時はこんな人種差別が当たり前に通用していました。私は米国で人種差別で嫌な思いをしたことはなく、ただ手術室看護師に病院のクリスマスパーティーに誘われ、黒人職員がパーティーを別の日にするのを知っていた私が、「白人ではないから行かない」と意地悪を言った反応が、「ではＤｒ．田島の手術を手伝わない。ぜひ来てくれ」でした。

古い話のように思われ勝ちな奴隷制度ですが、実はついこの間のことであったのです。

いまコロナ禍で銃販売量が増えているようで、建国以来強大な常備軍を持たない伝統的な軍事思想が根付き、自分の身は自分で守る　考え方が強く、医者仲間でも、家にピストルを置いてあり、変な奴が家に入ってきたら撃てと奥さんに命じていたのです。

菅義偉新総理の愛読書が「リーダーを目指す人の心得」の著者「コリン・パウエル」はブッシュ政権下での国務長官で、彼の言葉には「部下に尊敬されようとするな、まず部下を尊敬せよ」があります。本書で推奨している「尊厳の相互認識」に近似の名言です。

少し古い話ですが、彼は南部での新婚旅行中に夜になり泊まろうとしたモーテルで、黒人お断りの目にあっています。

なお米国では警官が膝で頸部を抑えて黒人を窒息死させた事件で、警察組織の新構築など処置云々などの話も出ていますが、日本でのいじめ・虐待などの問題を児相連携不足云々の話と同じように、根底にある問題をしっかり認識した上で行動することが大切で、表面的・手直し的な方法では、結局は問題先送り結果にしかなりません。終章でこのあたりに再度、触れます。

次は日本でのことで、親しかった米人牧師とのやり取りの話です。日本で何十年間も渋谷の教会の牧師でしたが、来日して１か月ほどしたときでした。牧師夫人の父親が娘夫婦のことを見に来日したくなりました。問題はその父親は重い持病で血液透析を受けていたことで、そういう心身の弱っている体だからこそ娘夫婦に会いたくなったわけです。

米国の保険が使えたかも知れませんが、英文書類云々の話になっては複雑・面倒になるので、私が数か所の病院・透析施設の知り合いに相談し、試供品を使って無料で週3回、1か月間、無事に東京で過ごせました。最初の透析が私の以前いた伊勢原にある東海大学病院の本院での話で、当日、外来にいた私に、輸血センターから突然、「外人が何か言っているがどうする」という電話がありました。

その牧師が、透析を待っている間に、何かできないかと考えて輸血センターに出向いたのでした。米国人の多くが、目の前のことで自分に何かできることはがないかをいつも考える人々の国であったことを思い出しました。父親の帰国が迫ったある日、その牧師が何か世話になった方々にお礼をしたいと申し出ました。試供品を使ったので費用もお礼も要らないと答えた私に、「ＰｅｒｈａｐｓＭｏｎｅｙ！？」（お金は！？）と呟きました。

牧師は日本の風習にすっかり慣れてしまっていたのでしょうか。

日米での実体験 福沢・緒方の縁続きで背負った責務

私の父田島十郎は、上海事変で出征した際に、身の回りの世話をする下士官に、「軍医殿、軍医殿」と呼ばれて気恥かしかったと言っていたことを覚えています。医者の身分が、「人の上のハダカの王様」で、そのスタートはまさに軍医であったようです。

終戦後、昭和22年に、水戸陸軍病院での勤務の後に、長野県篠ノ井町（現長野市）で小病院の田島病院を開業し、午後は自分で運転をして往診し、途中で同方向に歩く人には途中で車に乗せるなどしていました。実は開業2年目のお盆8月13日に、私の兄、中3の長男恒郎が千曲川で溺死し、小5の次男の私は家業を継ぐと心に決め、母方の叔父、小山完吾が福沢諭吉先生の孫ゆきと結婚していた関係から学校は慶応と決めたのです。

なお田島病院は現在、厚生連松代病院の分院を経て、今はＪＡ長野厚生連の南長野医療センター篠ノ井総合病院になっています。

私が米国留学を目指したことには、義父の勧めからでした。軍医としてフィリピンで捕虜になって、元敵兵の捕虜に対する米人医師の日本兵患者を人間として扱う姿勢にカルチャーショックを受けたといいます。米人医師の姿勢を今に伝える本に、守屋正「比島捕虜病院の記録」（金剛出版１９７３）があり、極度の栄養失調の元敵兵に、「人命救助に国境はない」として、貴重品の乾燥人血漿（ラベルには「米国の愛国者の献血によって作られた」と印刷された）も使って多数の元日本兵の命を救ったのが、モンテンルパのニュウビリビット刑務所内の病院院長テオドル・Ｌ・ブリス院長です。後に勲三等旭日中綬が贈られました。

なお義父石川七郎は後に国立がんセンターの総長を務めましたが、日本初の全身麻酔器を慶応病院に導入したのが彼でした。

私は米国での外科専門医の資格取得後、東海大学医学部創設のために呼び戻され、東海大学の創設者、松前重義先生は、「ヒューマニズムと科学の調和をはかり、新しい医療体制の確立を目指す」と宣言し、医学部の理念を「名医よりも良医を」とされたのです。なお松前先生は、敗戦の一年前に42歳の時に、通信院工務局長という勅任官であったのに、東條内閣を公然と批判していたため懲罰召集をかけられ、何と陸軍二等兵として南方に送られました。

松前先生が医学部を創設するに当たって相談した相手が当時の日本医師会長武見太郎先生で、私の結婚仲人であった関係から親しく扱っていただいて、精神病院の院長を牧畜業者と揶揄った背景も教えていただきました。

因みに平成最後の19年の第95回箱根駅伝で総合優勝した東海大学応援ガイドブックのＴｈｉｎｋ Ａｈｅａｄ・Ａｃｔ ｆｏｒ Ｈｕｍａｎｉｔｙは、本書で提唱している「尊厳の相互認識」にプラス社会の中で長期的展望の大切さを示唆しています。

なお慶応義塾の塾祖 福沢諭吉先生が塾頭を務めた適塾（大阪大学医学部の前身）で、医師のあるべき姿勢を説いたのが緒方洪庵（１８１０〜１８６３）で、その孫に身体が弱い方で医師を諦め、東京帝国大学薬学部教授になった緒方章がおり、兄の緒方知三郎と一緒に、耳下腺からのパロチンを発見し、晩年に若い人に下の方に一字だけ「心」の字を平たくして記した色紙を渡していました。

緒方章の孫が私の家内で洪庵の孫の孫になります。また私が県立長野北高校から、慶応義塾高等学校2年に転校試験を受けた際には、前述の小山完吾（私の母方・祖父の弟）が存命中で、当時の慶応高校の小池校長への紹介状を書いて貰ったことで、転校が叶いました。

人命最優先の道徳的勇気をどう根付かせ維持させるか

本音とタテマエの使い分けに直面する場で私が思い出すのは、中学校の恩師、矢島誠先生の「天知る、地知る、吾知る」という言葉で、その都度、年齢のせいかも知れませんが、小・中学時代に心身をどう培うかの大切さを考え、併せて異様とも言える昨今の異様な尊厳ロスの人権侵害事件が起こる社会をどう回復するかの難題に悩まされます。

私は流されたように生きてきたのですが、家系的なものは、徒然草の第167段にもありますように、家系に甘える部分が残って、努力が足りない場合の言い訳にしがちになると反省する昨今です。

何にも頼らずに、現場で自主的に行動し、自らを培い心の中に蓄積し続けることで人格を高める人の道で、本音とタテマエの使い分けに直面する場で私が思い出すのは、中学校の恩師、矢島誠先生の「天知る、地知る、吾知る」という老子の「天網恢恢 疎にして漏らさず」に相当する言葉です。

最近の驚かされたニュースが前法相の河井克行氏の逮捕劇で、以前、法務副大臣も経験して法務行政を熟知しているはずの政治家が選挙での買収の罪に問われている事件です。この事件に関しての最大の驚きは、妻案里氏の２０１９年7月の選挙でまさに堂々と多額のお金をばらまく行為をして、その2か月後の9月に堂々と法務大臣の職を引き受けたことで、「吾知る」心のない方がこの国で法務大臣になったことです。

そもそもこの選挙に合わせて自民党から渡された1億5千万円は、誰が考えても「この金をうまく使って票を集めろ」の趣旨以外の何物でもありません。

この事件の最大の罪は、若い世代にゼニ勘定一辺倒に陥っている日本社会の現実を見せつけてしまったことで、経済格差～家庭の経済格差～ひいては希望格差を若者に実感させたのではないでしょうか。

小・中・高時代に心身をどう培うかの大切さを覚えます。

この意味で恵まれてきた過去を振り返って、それにお返しするために置かれた立場、立場で自分なりに、怠け心に負けないようにしてきたつもりですが、端的には流されて生きてきたようで、先が短くなったからでしょうか、努力不足があったように思い返されます。

現場で自主的に行動し、努力を積み重ね、それを蓄え続けることが人の道と理解するようになっています。実は私の幼馴染みの友人に青木擴憲氏（憲一君）がいます。彼は紳士服アオキの創業者で、中学生時代にその原石を持っていたのです。卒業の「学友」（通名中学校）第7号に後輩へのメッセージとして青木君は「諸君 発揮せよ！道徳的勇気を」と残したのです。これに対して、私はその学友に会長として巻頭言を担当しましたが、後輩に残した言葉は「物事をするには先ずよく考えよ」で、青木君との志の違いを今、痛感しています。

若い頃は手術に手慣れ、その工夫が目標で、東海大学医学部付属病院が開院した1974年からの最初の10年間で、全科の医師の中で最多数の手術をし（長田光博教授が最終講義で証言）、忙しさで心の余裕を失っていたと反省する昨今です。

最近、今をどう生きるが大切と思うようになり、幸いなことに、現役に準ずる外科医を続けている私としては、手術中であれば、どうすればこの患者のベストになるかに集中します。

真心を込めることで麻酔から覚めた患者さんとの対面で、またその日の就寝前に集中できたことに感謝が沸きます。

人の性《さが》を乗り越える「人間尊重の相互理解」の医術へ

何年か前のことですが、横浜マリノスのサポーターが、バナナを振り回して相手選手を猿に見立てる人種差別的な行動を取って問題になりましたが、差別心は絶対に消え切らないものであり、それは人の性なのです。

人にはこの性があって生きているわけで、それを自らの原罪と認識して乗り越えた行動をする人、その業に支配されて行動する人、その集まりが社会であり、人と人との間の関わり合い人間という言葉の意味であり、尊厳を互いに認め合うのが人間社会の知恵でありましょう。

経済最優先の社会の中で、尊厳の相互認識が気付かれないままに低下し、しかも尊厳の相互認識医療の理想が、牧畜業化した精神病院で軽視され、「尊厳の相互認識低下の医療」が医師優勢文化の中で広く浸透してしまったのです。

日本ならではの形でこれを許してきたのが日本であり、個々の国民の責任でもあるのです。実はコロナ禍によって、日本の医療だけでなく日本社会全体、さらには世界中で、尊厳の相互認識ロスによるいじめ・虐待・人種差別・社会分断などが大きな社会問題とし再び浮上してきているのです。

私が米国で接した医師仲間の一人がユダヤ系医師で、彼は割礼をされていなかったために幼児期に、ユダヤ人大虐殺「ホロコースト」を免れたラッキーな男であったことに第五章で触れましたは、人種差別の問題は途方もない昔のことではないことを実感していただいたのですが、現に人種差別が社会分断の問題になっているのです。

米国疾病管理予防センター（CDC）の分析で、「COVID-19の患者数と死者数が高いのが黒人グループ」と明らかにされ（5月11日）、具体的には、ワシントンD.C.では人口の45％に当たる黒人の死亡者がコロナ死の約80％、ミシガン州では人口のわずか14％にすぎない黒人が死亡者数の40％、住民の40％が黒人のヴァージニア州リッチモンドでは死亡者は14人中13人が黒人のデータが示されました（5月19日）。公民権法成立は1964年で多文化共創・共生社会を目指す米国ですが、その後も黒人の生活環境などが白人よりも劣悪であることが反映された数字ですが、米国では人種差別による事件が再び大きくなりました。

コロナ感染禍が真っ最中の米国で2000年5月25日、ミネアポリスでジョッギング中の黒人青年が警官の誤認による暴行により死亡した事件が起こり、さらに6月12日のアトランタでは飲酒運転の疑で拘束に抵抗し、逃げた黒人への警官実弾3発を発射、搬送先の病院で死亡事件が起こり、これらをきっかけに人種差別問題が深刻化していきました。

さらに米国ではフィラデルフィアで10月26日にナイフを持っていた黒人男性がナイフを捨てろという指示に従わずに近付いてきたとして射殺され、各地での大暴動が発生したのです。

私は米国南部での経験から、人は地球上の一種の動物であり、人同士の間でどう振る舞い合うかをベースに、人権を互いに主張し合うのではなく、尊厳の相互認識をし合うべき存在であることの大切さを幼小児期から心に植えつけることが最重要を思うようになりました。

現代の人間社会では起こる問題について、表面的な解決法を講じて、それなりの成果が得られれば、それでよしとして済ませてしまう習性に陥ってしまっているようで、その繰り返しが日本医療の近年の歴史であったのです。そこを踏まえて、人の生き方、社会のあり方のモデルを尊厳の相互認識をみなで構築して世界に示していきたいもので、権利・義務が日本社会にはあるのです。日本の医療で起ってきたことは、まさにこの繰り返しでした。

そもそも　ローマ時代も含めて古今東西からの宗教の教え「人は誰でも自分が一番、大切」が人間の頭にあることの罪深さベースにして、そこから人はどうあるべきかを考える千載一遇のチャンスではないでしょうか。

人は誰でも自分が一番、大切、家族が大切で、これがあって、人類だけでなく、地球上の動物も植物も子孫を残してきたのです。新型コロナウイルスさえも同じで、地球上の動物も植物含めてもあらゆるが生きる地球を救うために、増え過ぎた人類にお灸をすえるために、神様が使者として送ったものかも知れません。

先生や親の言うことを聞かせるためにいきなりの暴力は避けるべきですが、子供（相手）の考えに耳を傾け、一緒に考える姿勢が求められ、君は悪かった、そうさせてしまったこちらも悪かった、これを忘れないように互いに軽く叩き合って、悪かったことを互いに忘れないために記銘し合う方法はあっても良いのではないでしょうか。

おわりに

新コロナ感染の第3波が拡大してきたのに、「感染拡大の抑え込み」と「社会経済活動の回復」のバランスをどうするかの話に終始してきた政府も、12月後半になって国中の感染者が最多数を更新し、東京都では曜日ごとの感染者が丸一週間、最多を更新する事態に至って、菅総理が28日になって、新規入国・ＧｏＴｏについての２０２１年1月末日までの一時停止を発令しました。（２０２０年12月30日現在）

コロナ禍対策の不首尾は今も続いています。12月27日にコロナで亡くなった元国土交通相の羽田雄一郎参院議員の場合、ＰＣＲ検査が申し込みの丸２日半近く先になったことが手遅れ結果に無関係であったとは言い切れません。なにしろ現在でもＰＣＲ検査の施行数は世界の主要国との比較で人口比で10分の一以下と少ない話が12月29日のテレビでも出されました。

医療崩壊が現実化しているのに、しかも医療逼迫《ひっぱく》状態が指摘されて半年以上も経過した今も、実効性のある補完策が示されず、感染者数が欧州諸国の数分~十分の1、米国の百分の1レベルであるのに、医療崩壊状態から抜け出せないのが日本です。人口当たりの病床数が世界で一番多く、一方で、感染症病床やＩＣＵ病床の数が少な日本の状況は、役立たない病院が多いことの証です。

病床の逼迫《ひっぱく》が各地で目立ち、感染拡大地域では入院調整が難航し自宅待機者の死亡例も増えています。現に埼玉県では最近、発熱があったのに入院先確保が困難で、介護老人施設内での死亡例も出ています。

そもそも救急を普段の医療と別枠に扱った救急医療体制整備の影響で、わが国の医療には、医療力特に急患対応力の弱さが目立っています。元はと言えば、医師に診療と医業経営を担当させ、自らの国民・患者目線ロスの医療施政を現場の診療姿勢に反映させた医療・医業を運命づけたことにあるのです。端的には国民・患者目線でなくなって、医療ニーズに適切に対応できていないわけで、国民皆保険制度の下での医療が収益事業化し、そこをコントロールされずに今に至っていることが大問題で、コロナ禍でこうした根源問題に気付かせてくれたこの機会に、国中の皆が社会の根源に問題を抱えていることの認識を共有したいものです。

コロナ禍で看護師不足の問題も深刻化しています。医師優勢文化社会に浸かったこの日本で、患者目線が軽視され、患者に対する尊厳軽視の診療姿勢に馴染めない看護職が少なくない問題が大きいことに目を瞑ってきたのが日本の医療界であり日本の社会でした。今回のコロナ禍で、看護師不足が問題として大きくなっている遠因であることの認識を新たにしたいものです。

医療の中での「患者の尊厳」への鈍化（の認識ロス）の空気は、看護から介護・養護にまで伝染し、その例が横浜市で起こった患者投げ捨て事件などで、保育園での2歳児への「死んでしまいなさい」の発言で、それが日本の現実です。こうした事例の背景として大きいのが、皆が自分ファーストの姿勢になり、利他精神が薄れた、戦後の経済最優先社会です。

日本の中で社会のあり方と医療のあり方の両方の負の面が、互いに悪影響を及ぼし合ってきたのが戦後の日本で、社会の問題も医療の問題も、人間尊重を忘れた日本だからこその問題であることに気づかなくてはなりません。

自由診療ではない国民皆保険制度の下での診療ですから、収支勘定での手加減があっては、公正取引委員会が乗り出しても不思議でありません。医療法・医師法などに支えられ、官民が結託した談合の診療報酬制度の下で、肥大化した医師優勢文化をどう調整するかの課題の正面から今こそ立ち向かわなくてはなりません。

いじめ・虐待に関しても医療と社会の間で、人間に冷たい世の中が相乗し合ったのかも知れません。互いに敬意をもって接する土台作りを小児期から始めることで、いじめを減らすベースを培うことで、お互いの人間性を尊重する社会を築く、貴重な試みであることが、きっと近未来に評価されるでしょう。

差別意識を持たない共生姿勢を日本社会に定着させるためには、コロナ禍を機会に、幼小児期に関わる教職員だけではなく、警察官、裁判官、メディアの関係者などはもちろん、日本人皆が人の命を尊重する姿勢をもっての参画が大切で、事故・事件での原因究明を、背景に何があったのか、遠因にまで遡って深めることが今、求められているのです。

医師優勢文化の支えでもある高額寄付金＋学納金を介する医業世襲制について、東京医大の不正入学事件について、NHKの特別番組も含めてメディアが結託して男女差別問題にすり替えて知らぬ顔をして蓋をしていることに国民は気づかないのでしょうか。

座間の9人殺害には最大の争点が被告に殺害されることを承諾していなかったとの判断で死刑判決になり、メディアは「事実認定と量刑のいずれも妥当な判決」と評し、被害者の友人が「やっと終わったね」と報告できるとしたコメントで記事を終えています。

社会で起こる問題・事件・事例に関して、根源的な問題点に見て見ぬ振りをして、表面的な判断でよしとするこの国を包む風潮を後押しするかのようで、全く物足りません。根源問題を素通り済ますのではなく、裁判所にもメディアにも、社会正義に向かう方向にこの国を誘導して欲しいものです。

全米オープンのテニスで優勝した大坂なおみ選手が、警察の暴力などの犠牲になった7人の名前を入れたマスクを着用したことについてのインタビューで、「重要なのは、人々が議論を始めること」と話したようです。これも彼女流の差別へのアピールで気持ちは理解できます。

実は私は、元、奴隷であった105歳の黒人を手術をするなど、アメリカ南部で社会に入りこんで長年、外科医とした経験から、「BlackLivesMatter」よりもキング牧師の訴え方に共感を覚えます。

人種差別問題は正面から向き合っても、また警察署云々の問題として表面的に扱っても、差別の心は、解剖学的には存在しない心の脳裏に定着していて根本的に解決にならず、いつになっても消せません。キング牧師は、「尊厳の人間同士の相互認識」を保ち合える世の中になる夢を「I have a dream……」で訴えたのです。

人は地球上の一種の動物で、人同士の間で、尊厳の相互認識をし合うべき存在であることを心に植えつけることが最重要ではないでしょうか。

本文の中で幾度か触れた25年間、日本医師会長を務めた武見先生について思い出すことがあります。私の仲人役であった関係で、何度も武見邸を訪問しましたが、帰りにはいつも武見夫妻が玄関の外に出て、二人揃って当方の目を見合わせてから頭を深く下げ、私どもが10m先の門を出るまで見送って下さった姿が今も瞼に蘇ります。

思い返されるのは、アメリカのリンカーン大統領の「40歳を過ぎたら自分の顔に責任を持て」と言った言葉です。自分の顔とは、姿勢の表れの表情であり、互いに心を読み取る知恵の源泉でしょう。先生ご夫妻が自らの行動で示されたこの姿勢は、互いに尊厳を認め合う姿勢・態度を示すことの大切さを身をもって教示され、医療の場の修復を次世代に託さざるを得ない思いも込め、医師・医療者が医療でその姿勢を実践して社会に示すように命じられたと思い返されるのです。

日本社会の中で医療の場で皆がこの姿勢を実践することが、世界を人種差別解消に向ける最善、かつ最短の王道ではないかと、新たにコロナ禍で確信にいたっています。

世界中でコロナ禍によるピンチこそチャンスで、希望を持ち合える社会を再構築する責務が日本の役割です。広島・長崎への原爆投下の75年目、人類史上最悪・最大の人の命の重さを忘れた悲劇の犠牲にされました。もう肌の色で人間を区別するような時代は幕を閉じ、過去のものとしたいです。世界唯一の被爆国家ならばこそ、一方で世界に類のない国、企業によって住民の健康被害を生んだ意識下の人権侵害を国内で繰り返してきた日本ならばこそ、世界に向けて差別・いじめ・分断問題へのアドバイス役を果たし、人類に貢献する絶好の機会です。尊厳の相互認識をし合う医療を実践し、超高齢社会に向かう真っ当な知恵を実践し、理想的な本物の人間社会に構築する姿を世界に示すことが大切です。日本の社会、日本の国民にはそれが可能なのではないでしょうか。

なおいま追記したい気になることは、検事出身で女性副大統領候補になったカリフォルニア州選出のハリス上院議員についてです。新聞の見出しに、最初の黒人副大統領などとあえて黒人と記載することをメディアはまったくおかしいと思わずに無神経に載せているのをみると、いい加減に止めて欲しいと思っています。

日本のメディアには世界に対して人類社会の正しい啓発役になることを期待しています。

さて、筆をおく前に、再びコロナをみてみましょう。

緊急事態宣言が4都県に再発令されて約半月、7府県が追加されて10日ほど立った2021年1月の終わりになって、感染者数が減る傾向が見え始めましたが、全く安心はできません。コロナ禍の猛威が続いているばかりか、病院と病床の数が世界一多い日本で、しかも西欧諸国に比べて感染者数が圧倒的に少ないのに自宅での療養患者が増え続け、療養中に死亡するケースが全国で相次いでいます。このために自治体にとってどのように支援していくかが課題になっていますが、この問題は元はと言えば、コロナ禍の問題ではなく、日本医療の大問題なのです。コロナ感染がさらに終息に向かい続け、その先で病床逼迫状態が改善された場合に懸念されるのは、国民が安心し切って、わが国の医療にある根源問題が先送りされてしまうことです。日本ならではの医療の大問題が、コロナ禍を巡る問題にすり替えられ、国中が安心してしまうことで、国と関係者が安堵して、またまた未必の故意の医療施政に後戻りしてしまいます。

本文にも書いたように、いまこそ「後藤新平」を令和の時代に甦らせて、コロナを終息させてほしいものです。

また、私は、米国で医療を学んだ経緯があり、第二の祖国・米国を救いたいと思っています。日本がコロナの範となって、何倍もの犠牲者を出している米国を救ってあげたいのです。コロナ撲滅の日が来ることを祈っています。

最後に本書の執筆にあたって、貴重なアドバイスとお力添えをいただいた、宮澤伊勢男氏、小山洋之介氏、小松啓氏、三村優美子氏、小粥節子氏に心より謝意を申し上げます。

著者紹介

田島 知郎（たじま ともお）

最高裁任命専門委員、東海大学名誉教授、医学博士
現在、東海大学東京病院に在籍。乳腺外来で乳癌診療を担当。

日本外科学会特別会員、日本乳癌学会名誉会長。

現在、聖隷沼津病院・厚木田島外科・東京すわやまクリニックなどにも勤務。

1963年：慶応義塾大学医学部卒。1967年：米国ニューオリンズ市のテュレーン大学外科留学、インターン～外科チーフレジデント、リサーチフェローなどを経て米国外科専門医資格取得。1974年に帰国、東海大学医学部創設に参画し、東海大学病院救命センター次長、外科学教授、東海大学東京病院長を歴任。2000年の「日本乳癌学会会長」、2005年の「第3回世界乳房健康協会（＝世界乳癌学会）」＋第５回アジア乳癌学会の合同学術集会会長を務め、"Optimized Breast Cancer Care with East-West-Linked Wisdom"のスローガンの下に、内外の学術交流に加えて、世界とアジアの架け橋としての日本の役割などの重要性をアピールした。著書に、『病院選びの前に知るべきこと』（中央公論新社）、『患者の「危機管理」23のノウハウ』、『なぜ医者に「殺される」と言われても誰も反論しないのか？』（共に小社刊）、また専門雑誌では「日本外科学会邦文誌」、「Surgery Today」、「臨床外科」、「乳癌の臨床」などの編集委員を歴任し、医療の問題点については、「がんに克つ」、「がんを治す完全ガイド」などでコラム連載を担当した。

コロナでわかった!
〝日《に》本《ほん》医療《いりょう》〟は病《や》んでいる

2021年2月25日　第1刷発行

著　者　田《た》島《じま》 知《とも》郎《お》
発行者　尾嶋 四朗
発行所　株式会社 青萠堂

〒162-0808　東京都新宿区天神町13番地
Tel　03-3260-3016
Fax　03-3260-3295
印刷 / 製本　中央精版印刷株式会社

ISBN978-4-908273-19-3 C0047